上海市老年教育普及教材
上海市学习型社会建设与终身教育促进委员会办公室

老年慢性病的自我管理
（下）

U0312099

复旦大学出版社

图书在版编目（CIP）数据

老年慢性病的自我管理（下）/傅华主编. —上海：复旦大学出版社，2015.8
上海市老年教育普及教材
ISBN 978-7-309-11651-9

Ⅰ. 老…　Ⅱ. 傅…　Ⅲ. 老年病-慢性病-防治　Ⅳ. R592

中国版本图书馆 CIP 数据核字（2015）第 165168 号

老年慢性病的自我管理（下）
傅　华　主编
责任编辑/魏　岚　王　瀛

复旦大学出版社有限公司出版发行
上海市国权路 579 号　邮编：200433
网址：fupnet@ fudanpress. com　http：//www. fudanpress. com
门市零售：86-21-65642857　团体订购：86-21-65118853
外埠邮购：86-21-65109143
常熟市华顺印刷有限公司

开本 787×1092　1/16　印张 6　字数 66 千
2015 年 8 月第 1 版第 1 次印刷
印数 1—4 100

ISBN 978-7-309-11651-9/R·1487
定价：26.00 元

上海市老年教育普及教材编写委员会

本书编写组

编著　傅　华　丁永明

丛书策划

朱岳桢　杜道灿

前　言

　　根据上海市老年教育"十二五规划"提出的实施"个、十、百、千、万"发展计划中"编写100本老年教育教材，丰富老年学习资源，建设一批适合老年学习者需求的教材和课程"的要求，在上海市学习型社会建设与终身教育促进委员会办公室、上海市老年教育工作小组办公室和上海市教委终身教育处的指导下，由上海市老年教育教材研发中心会同有关老年教育单位和专家共同研发的"上海市老年教育普及教材"，共100本正式出版了。

　　此次出版"上海市老年教育普及教材"的宗旨是编写一批能体现上海水平的、具有一定规范性、示范性的老年教材；建设一批可供老年学校选用的教学资源；完成一批满足老年人不同层次需求的、适合老年人学习的、为老年人服务的快乐学习读本。

　　"上海市老年教育普及教材"的定位主要是面向街（镇）及以下老年学校，适当兼顾市、区老年大学的教学需求，力求普及与提高相结合，以普及为主；通用性与专门化相兼顾，以通用性为主。编写市级普及教材主要用于改善街（镇）、居（村）委老年学校缺少适宜教材的实际状况。

　　"上海市老年教育普及教材"在内容和体例上尽力根据老年

人学习的特点进行编排，在知识内容融炼的前提下，强调基础、实用、前沿；语言简明扼要、通俗易懂，使老年学员看得懂、学得会、用得上。教材分为3个大类：做身心健康的老年人；做幸福和谐的老年人；做时尚能干的老年人。每个大类包含若干教材系列，如"老年人万一系列"、"中医与养生系列"、"孙辈亲子系列"、"老年人心灵手巧系列"、"老年人玩转信息技术系列"等。

"上海市老年教育普及教材"在表现形式上，充分利用现代信息技术和多媒体教学手段，倡导多元化教与学的方式，创新"纸质书、电子书、计算机网上课堂和无线终端移动课堂"四位一体的老年教育资源。在已经开通的"上海老年教育"App上，老年人可以免费下载所有教材的电子版，免费浏览所有多媒体课件；上海老年教育官方微信公众号"指尖上的老年学习"也已正式运营，并将在2015年年底推出"老年微学课堂"。届时，我们的老年朋友可以在微信上"看书"、"听书"、"学课件"。

"上海市老年教育普及教材"编写工作还处于起步阶段，希望各级老年学校、老年学员和广大读者提出宝贵意见。

上海市老年教育普及教材编写委员会

2015年6月

编者的话

　　我国古代把年满六十称为"花甲"，联合国也定义60岁及以上为老年。因此，我国现阶段以60岁以上为划分老年人的通用标准，并把45~59岁称为初老期，60~79岁称为老年期，80岁以上为长寿期。2013年度的最新人口统计数据显示：我国60岁以上老年人口已突破2亿大关，老龄化水平高达14.8%。预计到"十二五"末，全国老年人口将达到2.21亿，老龄化水平达到16%；到2020年，全国老年人口将达到2.48亿，老龄化水平达到17%；到2050年，中国将进入重度老龄化阶段，届时，我国每3个人中便有1个老人。

　　2011年，中国老龄科学研究中心的调查结果显示，我国60岁以上老年人余生中有2/3的时间处于带病生存状态。心脑血管疾病和代谢性疾病（原发性高血压、冠心病、脑卒中、糖尿病、骨质疏松症等）、呼吸系统疾病（肺部感染、慢性阻塞性肺病等）、神经精神系统疾病（老年痴呆、帕金森病、抑郁症等）和恶性肿瘤等是老年人的多发病。2008年，国家卫生服务总调查结果显示，我国60岁以上老年人口慢性病的患病率为43.8%；上海市老年医学研究所统计结果显示，罹患慢性病的老年人中，46%有运动功能障碍，17%生活不能自理。

老年人（群）不仅多数患有慢性病，且患病往往兼具多系统、治疗复杂、病程长、康复不易的特点。有调查显示：82%的老人患有2种以上疾病，最多者同时患有8种慢性病。由此可见，与一般人群相比，老年人在生理、心理和疾病特征等多方面均有一定的特殊性，因而在医疗卫生和保健服务上存在特殊需求，需要给予特别关注。

本书将根据老年人慢性病的特点，介绍给老年人如何管理好自己的慢性病。您在本书中不会看到有关疾病治疗或秘方之类的东西，但是您却可以找到许许多多的有关如何活得更轻松、愉快的技巧和建议。这些建议有些来自于医生及其他卫生专业人员，而大多数建议还是来自于像您一样的，已经学会了如何管理自己所患慢性病的病友。我们在上篇将对慢性病的特点、主要危害、常见的症状，慢性病自我管理及其实质，以及慢性病自我管理的基本技能做大致的介绍，下篇将着重介绍慢性病患者日常生活的自我管理，以及老年人常见慢性病的自我管理。

目　录

4 常见慢性病的自我管理 27

3

日常生活的自我管理

3.1 管理您所服用的药物

患有慢性病通常意味着要服用一种或多种药物。因此，了解您所服用的药物并合理地服用它们是一项很重要的自我管理任务。

3.1.1 如何同时服用多种药物

患有多种疾病的患者同时服用多种药物是很常见的。如果一个人同时患有高血压、关节炎、心脏病、哮喘和胃溃疡，则可能要服用降低血压的药物、用于关节炎的抗炎药、用于心绞痛的药、用于哮喘的支气管扩张剂、用于胃痛的抗酸药、用于焦虑的镇静剂，还有很多其他药物。记住，您服的药物越多，产生不良反应的危险性就越大。值得庆幸的是，减少所服药物的种类和相应的药物不良反应通常是可能的。这需要您和医生之间建立良好的医患关系。包括您要和医生一起商量决定是否需要使用药物、选择哪种药物、如何合理地使用药物及向医生报告药物的效果。

个人对某种特定药物的反应会随着年龄、代谢水平、活动量及多数慢性病症状的缓解与恶化发生变化。许多药物都是根据个人的需要来开处方的，因此您必须知道什么时候开始和结束治疗，以及服药量是多少。您必须和医生一起制订药物治疗计划来满足自己的需要。

对于大多数药物，医生都需要依赖您来记录它的效果、它对于疾病的作用和它的不良反应。根据您所讲的关键信息，医生来决定您是继续服药、增加剂量、停止服药，还是换药。在良好的医患关系中，患者和医生之间会不断地进行信息交流。有些事情是您必须让医生知道的，而有些关键信息是您必须从医生那儿得到的。

不幸的是，这种医患之间的重要信息交流在我国非常缺乏。研究表明，只有少于5％的就诊患者向医生或药剂师询问问题。医生一般认为患者不问问题是因为他们理解了被告知的信息并且很满意，而实际上，患者并没有了解到关于药物的足够信息，不知道如何服药或是没有遵照医嘱，就经常发生不幸的事。安全有效地服用药物取决于您对自己所服药物的正确使用和危险性的了解程度，以及采取必要的谨慎态度。您不清楚时，必须提问。

许多患者不愿意向医生问问题，害怕被人误解为无知或是挑战医生的权威。但是，提问是良好的医患关系的必要组成部分。

治疗的目标是最大限度地发挥药物的治疗作用和降低药物的不良反应。这意味着服用尽可能少的药物、采用最低的剂量和最短的时间。您服的药是有益还是有害，通常取决于您对所服药物的了解程度和您与医生之间的交流。

3.1.2 应该告诉医生什么

即使医生没有问您，也有一些很重要的事情是您应该告诉医生的。

（1）您正在服用什么药。我国居民没有自己的私人医生，每次看病的医生往往不固定。因此，看病时向医生讲清楚上次医生给您开的药非常重要。医生知道您正在服用的所有药物是正确诊断和治疗的基础。医生希望您能说出所有正在服用的处方药和非处方药，包括避孕药、维生素、阿司匹林、抗酸药和通便药等。

例如，您可能有恶心、腹泻、失眠或嗜睡、头昏或记忆力差、疲倦无力的表现，这些症状有可能是药物的不良反应，而不是疾病的症状。让医生了解您正在服用何种药物，这对于帮助您避免因药物之间的拮抗作用引起的问题非常关键。看病时，您随身携带一份最近所吃药物的清单（表2）或是至少能告诉医生您所服药物的名字和剂量，这样做是非常有帮助的。假如您只知道正在服用一种"小的绿色的药丸"，这无法帮助医生确定您到底吃的是什么药。有时带上您所有正在服用的药物（包括非处方用药）也是有益处的。根据它们，医生能确定您应该继续服用哪种药或停用哪种药。

表2　个人药物清单

将您所服药物列出，您看病时请随身携带给他们看。

商标名：_____　　通用名：_____

药物用途	价格	购买时间	每次服用剂量	每天服用次数

（2）您对某些药物过敏或是出现过异常反应。向医生描述一下您过去服用某种药物后出现的任何症状或异常反应。而且要尽量具体一点，是哪种药物、它引起的确切反应类型是什么。您服用某种药物后出现皮疹、发热或哮喘，这通常是真正的过敏反应。如果出现上述症状，您要立即去看医生。恶心、耳鸣、轻微头痛、焦虑等，则可能是药物不良反应，而不是真正的药物过敏。

（3）您患过什么严重的慢性病。许多疾病能影响药物的作用或增加使用某种药物的危险性。尤其要重点强调肝脏和肾脏疾病，因为这些疾病能减慢许多药物的代谢和增强毒效应。如果您告诉医生现在或过去您患过以下疾病，如高血压病、胃溃疡、哮喘、心脏病、糖尿病或前列腺疾病，他可能会避免让您使用某种药物。如果您可能怀孕了或是正在哺乳期，您也要明确地告诉医生，因为在这些情况下很多药物是不安全的。

（4）为了治病，过去您试用过哪些药物。如果您患有慢性病，那么非常有必要记录您为了治疗疾病所服用的药物和产生的效果。在医生向您推荐新药时，了解过去您对各种药物的反应将对他有所帮助。然而，一种药物过去没有产生明显的效果并不表示我们不能再试这些药物。因为病情的变化可能导致它对治疗变得敏感。

3.1.3 您需要向医生询问哪些内容

（1）我真的需要这种药物吗？一些内科医生开的药并不是因为患者真正需要，而是因为他们主观认为患者想要这些药，甚至还有其他的一些原因。医生在处置患者时常感到有压力，为此他们往往求助于药物。所以不要向医生施加压力。如果医生没给您开药，应把这看做是好消息，而不是看做医生对您漠不关心。许多疾病都有很多非药物的治疗方法，因此看病时多问问医生是否有非药物疗法。医生可能会向您介绍这些方法。许多疾病的管理，应首先考虑生活方式（如锻炼、饮食和精神紧张的控制等）的改变。即使医生推荐了某种药物治疗方法，也应该问如果您推迟用药可能会产生什么后果。有时最好的治疗方法就是不治疗。

（2）药物的名称是什么？如果医生给您开了药，您要知道药物的名字，这是很重要的。记下药物的商品名和学名（或化学名）。如果您从药房拿到的药物与医生给您开的药物名字不一样，则一定要请药剂师（药房的医生）解释两者之间的差别。

（3）这种药物可能起到什么作用？医生应该告诉您，为什么开这种药和它是如何发挥作用的。这种药物是能延长生命、完全或部分地缓解症状，还是能改善您的身体功能？例如，您是一位高血压患者，开利尿剂是为了预防以后的并发症（即脑卒中、心脏病或肾衰竭）而不是为了消除头痛。假如给您阿司匹林，则是为了治疗头痛。您也应该知道多长时间才可以看到药物的效果。治疗感染和炎症的药物，服用数日或一周后，病情就可以得到改善，而抗抑郁剂则要服用数周后方可以开始看出它的作用。

（4）什么时候服药？服药的方式是什么？该药物要服用多久？了解每次的服药剂量和每日服药次数是安全有效用药的关键。"每6小时一次"是指"非睡觉时间中每6小时一次吗"，"是应该在饭前服用或是与饭一起服用，还是在两顿饭之间服用？"如果您忘吃了一次药，那应该怎么办呢？如果您忘了一次，是下一次吃双倍剂量呢，还是一想起来马上就吃？是一直服药直到症状消失还是直到把药吃完呢？

知道这些问题的答案是非常重要的。例如，为了治疗您的关节炎，您正在服用非甾体抗炎药物，可能在几天之内就会感到病情好转，但是必须继续服药才能维持抗炎的作用效果。或者您为治疗严重的哮喘正在服用抗炎类药物，当症状一缓解您就突然停药的话，哮喘可能会复发。如果您使用吸入的药物治疗哮喘，您使用药物吸入器的方法是决定有多少药物能真正到达肺部的关键。正确地服用药物是重要的。但有调查发现，近40%的被调查者说医生没有告诉他们服药的方式和剂量。对于医生开给您的药，如果您不能肯定正确的服药方式和剂量，就一定要向医生请教。不要把这种咨询看成是对医生的打扰。

（5）在服药期间，我应该避免什么样的食物、饮料、其他药物或运动？胃中的食物可能会对胃有保护作用，但是也可能使某些药物失效。例如，奶制品或抗酸药会阻碍四环素的吸收，因此这种药最好是在空腹时服用。一些药物会使您对日光更敏感，增加您被日光灼伤的危险性。您服用的其他药物，甚至非处方药物和酒，都可能对医生给您开的药产生协同和拮抗作用。阿司匹林和抗血栓药一起服用会增加稀释血液的作用，并可能会引起出血。服用的药物越多，因药物之间相互作用而引发的问题也就会越大。因此要向医生咨询可能会发生的药物与药物或药物与食物之间的相互作用是什么。

（6）最常见的不良反应是什么，如果发生了，我应该怎么做？所有的药物都有不良反应。您需要了解出现什么样的症状您应该警惕和如果出现这些症状您应该采取什么样的应对措施。是应该立即去医院、停服药物还是先通知医生？虽然您不能指望医生告诉您每一种可能的不良反应，但是最常见和最重要的不良反应是应该向医生询问和讨论的。不幸的是，最近的一次调查表明，70%的正在服用一种新药的患者回忆不起医生或药剂师曾告诉过他们该药物可能有的不良反应。因此您要主动去问。

（7）有没有更便宜的替代药物或同类药物？每一种药物都至少有两种名字，即药物分类名和商品名。药物分类名是指用于科学文献中的名字。商品名是公司赋予药物的独一无二的名字。在美国，当药物公司研制出一种新药，该公司将享有17年独家生产该药品的权利。17年之后，专利到期，其他公司也可以生产销售相同的药物了。这些后来的公司生产的药物通常以药物的分类名命名，它和以商品名命名的药物同样安全有效，但价格却只是商品名药物的一半。在某些情况下，医生可能有很好的理由选择特定的商品名药物。即便如此，如果您难以承受较高的费用，就请问问医生是否有便宜一些而同样有效的替代药物。

（8）有没有关于这种药物的说明书？事实上，就诊时医生没有时间详细地回答您所有的问题。即使医生详细地回答了您，您也很难记住所有的信息。

幸运的是，还有很多其他有价值的信息资源可供您利用，包括药剂师、护士、包装盒中的说明书、宣传小册子、书等。

3.1.4 如何记住按时服药

无论给您开了什么药，如果您不吃，肯定不会对您产生益处。研究发现，几乎有一半的药物没有像处方上所开得那样被规律地服用。为什么会这样呢？有多方面的原因：忘记、缺乏清楚的指导、剂量和服用时间太复杂、有令人厌烦的不良反应、药物的费用昂贵等。无论什么原因，如果您遵从医嘱服药有困难，则一定要和医生讨论。通常，只要进行一些简单的调整就可使之变得容易。例如，您正在同时服用5种不同的药物，医生可帮您去掉一种或几种。如果您服的一种药物每日3次，另一种药物每日4次，医生可能会简化这些药物的服用方式，让您可能每天只需服1～2次。对您所服药物了解得越多（包括它是如何起作用的）越有助于您规律地服药。

如果忘记服药是您的主要问题，请参考以下几点建议。

（1）将要服的药或提示性的便条放在牙刷旁、餐桌上、电视机旁或其他可能"随时发现"的地方（当心不要放在小孩能够拿到的地方），或者您将一张提示条贴在浴室镜子上、冰箱门上、开水瓶上、电视机上或其他显眼的地方。如果您将服药和自己已经建立起来的习惯联系起来（如早起刷牙、吃饭时间或看您喜爱的电视节目时），那您会更容易记得服药。

（2）制定药物服用表。其内容包括您所服用的每一种药物名称和服药时间；或是当您服过某种药物之后，在日历上打钩作为验收。您也可以在药店买一个"药品分装盒"，将药物按服用时间和服用剂量分装在药盒的每格中。您可以每次放一周的药，这样您就可以方便地按时服用。您瞥一眼分装盒，就知道是否忘了服药并能防止吃双倍剂量的药。

（3）用闹钟定时，提醒服药。有一种比较先进的药品盒，到了预定的时间就会"嘀嘀"叫，提醒您应该服药了。

（4）请家人（爱人、子女）提醒您服药。

（5）不要吃到只剩下最后一粒药时才去买药。当服用一种新药时，您在日历上标记出药物吃完的那一天。这将提醒您什么时间该去买药，不要等到只剩下最后一粒才去。

（6）如果计划去旅行，您在行李箱上放一张便条提醒自己把药物带上。并且把一张备用的处方放入随身携带的行李中，以便在药物或行李丢失时重新购买。

3.1.5　服用自己购买的药物时应注意哪些事项

像大多数人一样，除了医生给您开的药，您也可能自己买药服用。事实上，几乎70%的慢性病患者服用过一种或一种以上的非处方药物。自己购买药物服用虽然有时也很有效，特别是医生向您推荐的药物。但是如果打算自己购买药物服用，您必须知道您要服的是什么药、为什么要服这个药、它是如何起作用的及如何正确服用它。由于大多数人都不是卫生专业人员，因此大家最好不要自行到药店买药服用，应请医生开药。

（1）许多人自行买药服用只是受到电视、广播、报纸和杂志上的广告影响。不幸的是，许多关于药物的宣传既不正确又可能存在一定的误导。所以您必须警惕药物广告。这种广告使用的语言都很含糊，宣称能治每一种症状、每一种疼痛、每一种疾病，您必须清楚这种宣传只是一种产品销售的策略。尽管许多药物是有效的，但同样也有很多药物只是浪费钱和误导患者。

（2）仔细阅读药物标签并遵照说明。法律规定标签上应包括有效成分的名字和含量、禁忌证和药物安全使用方面的指导。仔细阅读标签能帮助您避免过去因服药而产生的问题。如果您不理解标签上的说明，就应在买药前请教药剂师或医生。

（3）除非医生建议，否则不要超过推荐剂量或规定的服用时间。

（4）如果您正在服用其他药物，请当心。您自己购买的非处方药物和医生开的处方药物可能互相影响，或是减弱或是增强药物的作用。如果您不懂关于药物之间相互作用的问题，那么在多种药物混用前，您应该向医生或药剂师请教。

（5）尽量选择只含一种有效成分的药物。在使用含有多种有效成分的药物时，有些药物成分是治疗您根本没有的那些症状的。您既然没有其中的某种症状，为什么要冒可能产生药物不良反应的危险呢？含单一成分的药物还有这样的优点：您可以调整服用剂量，在取得最佳治疗效果的同时使不良反应最小。

（6）当选择药物时，记住药物成分的名字并去购买以药物分类名命名的产品。以药物分类名命名的产品含有和以商品名命名的产品一样的有效成分，而价格更低。

（7）不要服用没有标签的药瓶装的药物和虽然有标签但其内

容您看不懂的药物。不要犯把不同的药物混装在一个瓶子里的错误。也不要把药物放在装过其他药物的空瓶中，因为过后您可能会把它当做瓶上标签上显示的药物来服用。

（8）即使您有相似的症状，也不要服用以前剩下的药或为其他人开的药。必须要在医生检查过您的药后才可以服用。

（9）药物有时会堵在食管中。为了防止此种情况发生，您至少要用半杯水送服药物，并在吞下药物后保持站立或坐直姿势数分钟。

（10）如果您正在怀孕、哺乳，或患有慢性病，或正服用多种药物，那么在自己购药服用前应咨询医生。

（11）把药物保存在孩子拿不到的安全地方。药物中毒是一个经常发生的、应该预防的问题。浴室的抽屉不是一个保存药物的安全地方，而且也容易使药片受潮。为了防止小孩接触到药物，可考虑用带锁的箱子保存药物。

（12）许多药物有2～3年的有效期。在药物超过有效期之后，请全部扔掉。

（13）药物对您可能有益也可能有害。这很大程度上取决于您的细心程度和您是否遵从医生的建议。

3.2 如何管理日常活动能力日渐衰退的生活

3.2.1 如果再也不能照顾自己了，我该怎么办

慢性病患者经常会担心：一旦自己所患的疾病真正引起了身体的残疾，他们将怎么办？他们都知道，将来的某一天，随着年龄的增长，他们在管理生活和所患疾病方面将面临很多的问题。

虽然老年慢性病患者都将面临这些问题，但我们还是要用积极的思维方式来看待它们，并用自我管理的方法来解决这些问题。首先，我们应该认识到：所担心的问题出现与否，出现的早晚、问题的严重与否，很大程度上取决于我们现在对待所患疾病的态度和行动。换句话说，我们将来的命运和幸福仍然掌握在我们自己的手中！学习本书的内容之后，您应该是一个好的自我管理者。您也能够应用目标设定和解决问题等技能来帮助自己走过患慢性病之后的崎岖道路，过上更充实、更快乐的生活。

因此，目前应将心思用在考虑在未来3～6个月或未来的1年之内，应设定什么样的目标来指导疾病管理，下一步要采取什么样的步骤来实现既定目标，而不是将太多的精力放在担心未来会发生什么，并失去前进的方向、勇气和信心。如作为哮喘患者，有一位老先生曾告诉我："在学习了慢性病自我管理方法之后，感觉未来充满了希望。我接下来就是希望下半年我的哮喘不再发作，这就是我的目标。为了达到这个目标，我打算：①进行呼吸锻炼。②注意保暖、防感冒。③不吸烟，并尽量不到充满烟雾的场所去。我对完成此目标的信心为8分。"这位哮喘病友的想法和打算是为将来所做的最好的准备。

对于那些年龄较大、已经出现了一定功能损害的慢性病患者而言，他们最为担忧的问题之一就是：生活变得不能自理且无人帮助。这种担忧往往涉及生理、经济、社会和情感等多方面。接下来我们将逐一提供一些建议。

3.2.2 如何评估日常活动能力

随着健康状况的不断变化，您的日常活动能力可能有一定受损，迫使您考虑改变或调整生活，这种改变可能是雇一个人来帮您料理家务或搬到一个能给您提供帮助的地方。究竟哪种方案最好，您要根据自己的实际需要来确定。

首先要评估您的日常活动能力。您要做的第1件事是仔细地评估一下您能为自己做些什么，哪些日常活动需要相应的帮助。日常活动是指诸如起床、洗澡、穿衣、做饭、吃饭、打扫房间、外出买东西、付账等一些日常生活事件。绝大多数人都可以完全胜任所有这些日常事务，尽管他们可能慢一些、需要做一些变更或利用一些辅助工具。但是，也有些人在没有别人的帮助下，无法完成其中的一件或几件事情。例如，您能够做饭，但可能您的走动受到限制、不能到外面去买东西。或者您有晕厥或突然意识丧失的毛病，需要有人一直守在您身边。表3可以帮助您评价自己有哪些日常活动能力受损，有哪些方面需要帮助。

表3 杜克OARS日常活动能力评价表

以下是一些有关日常活动的问题，通过这些问题您可以知道自己能否在没有任何帮助下完成它，或者需要一些帮助，或者您无法完成。

使用工具的日常活动能力

1. 您能自行使用电话吗？
   - 2 不需要任何帮助，包括查号码和拨号
   - 1 需要一些帮助（能接电话，但拨号、查号需要帮助）
   - 0 完全无法使用电话
2. 步行无法到达之处，您是否能自行前往？
   - 2 不需要任何帮助（自己骑自行车、搭公共汽车或出租车）
   - 1 需要一些帮助（需有人帮助或同行）
   - 0 除非有特殊的安排比如救护车等，否则无法前往
3. 您能自行上街购物、买衣服吗？
   - 2 不需要任何帮助（假如有交通工具的话，您能自行购置所需物品）

    1   需要一些帮助（在所有的购物场合均需有人随行）

    0   无法上街购物

4. 当您一个人必须准备三餐时，您能自行准备吗？

    2   不需要任何帮助（能自行开菜单、准备材料并烹煮食物）

    1   需要一些帮助（可自行准备材料但无法自行烹煮食物）

    0   无法自行准备

5. 您能自行处理家务吗？

    2   不需要任何帮助（能清洁地板）

    1   需要一些帮助（能处理一些较不费力的家务，但粗重者则需协助）

    0   完全无法处理家务

6. 您能自行购物吗？

    2   不需要任何帮助（假如有交通工具的话，您能自行购置所需物品）

    1   需要一些帮助（在所有的购物场合均需有人随行）

    0   无法上街购物

7. 您能自行处理金钱吗？

    2   不需要任何帮助（付现金、记账、开支票等）

    1   需要一些帮助（能管理每日开销，但需有人保管存折、代缴账款）

    0   无法处理自己的金钱自

照顾自己的日常活动能力

8. 您能自行用餐吗？

    2   不需要任何帮助（能完全自行用餐，且于合理时间内完成）

    1   需要一些帮助（需有人帮忙切碎、盛饭）

    0   无法自行用餐（需由他人喂食或灌食）

9. 您能自行穿衣、穿鞋吗？

    2   不需要任何帮助（能自行拿衣物、穿上、脱下它）

    1   需要一些帮助（如扣纽扣、绑鞋带、取衣物）

    0   完全无法自行穿衣、穿鞋

10. 您能自行整理自己的仪容吗？如梳头、刮胡须

    2   不需要任何帮助

    1   需要一些帮助（如有容易刮伤、抬手困难、看不清楚等情形）

    0   无法自行整理仪容

11. 您能自行走动吗？

    2 不需要任何帮助（包括使用拐杖）

    1（需要有人从旁协助或使用腋下拐杖，或可自行使用轮椅

    0 无法走动

12. 您能自行上、下床吗？

    2 不需要任何帮助

    1 需要一些帮助（需人协助或借助辅助器，如需搀扶、脚凳、拐杖）

    0 完全依赖他们方可上、下床

13. 您能自行沐浴或淋浴吗？

    2 不需要任何帮助

    1 需要一些帮助（如：擦背、拧毛巾、打水；需依赖扶手进出浴盆）

    0 无法自行洗澡

14. 您是否会来不及上厕所？

    2 否   1 是（续答a）

    a.您来不及上厕所的频率有多高？（不论白天或晚上）

    1 每星期1～2次   0 每星期3次以上

3.2.3　怎样根据你需要的帮助寻找解决的方案

    鉴定出自己日常活动能力受损的方面。在您已经分析了自身的情况后，应该列一张表，表中第1栏列出您需要帮助的活动项目，另一栏列出解决该问题需要寻求的帮助（表4）。

    然后选择能解决问题的最经济、有效、最可行的方案。选择哪一种方案取决于您的经济状况、家庭及其他可依靠的资源的情况，以及该方案实际能解决多少问题。有时候，一种方案可以同时解决几个问题。例如，如果您不能外出买东西、不能单独一个人待着，那么可以想象您做家务肯定也需要帮忙，这时您可以考虑去养老院，那里提供一日三餐、有人定期打扫房间、有人替您跑腿、有车送您看病。这样，一切问题都解决了。

表4 根据自身需要的帮助寻找解决方案

不能外出买东西	让女儿替我去买 找一家能提供购物服务的单位 到能送货上门的商店去买 请邻居买东西时，顺便帮我带 让别人送餐上门
不能自行走动和上、下床	雇全天候的护理工 让亲戚搬来与您同住 住进护理院 住进老年公寓

您若要评价自己的日常活动能力的情况和需要，最好请一个可靠的朋友或亲戚坐下来和您一起讨论您能干什么、不能干什么。有时候别人能帮助我们发现一些自己忽略了或可能忽略的问题。

应该慢慢地、逐步地改变您的生活，不要为了解决某一个问题而完全打乱您的日常生活。记住一点，只要不切断后路，您随时还可以改变主意。例如，您打算离开自己的居所到其他地方去，在您搬到新居安定下来之前，不要将现在的房子处理掉。

如果您认为某些活动需要人帮忙，则雇一个帮手到家里来要比搬出去好得多、容易得多，而且在相对较长的一个时期内您的生活无需发生较大的变化。如果您不能一个人待着，而跟您住在一起的家庭成员白天又不得不离家很远的话，您可以去托老所，在那里您可以安全、舒适地度过一整天，而不必家人守着。其实，托老所是一个理想的去处，在那里您可以找到新朋友，并且可以发现一些适合您的活动。

在选择解决问题的方案时，应尽量多征求别人的意见和建议，如街道、居委会、当地老年服务中心、残联或社区卫生服务中心都可以为您提供所在社区的资源信息，也可以帮您出主意处理问题。这其中有几种人可以帮您很大的忙，如前所述的居委会干部、民政干部，他们可以帮您决定如何解决经济和生活问题，找出可利用的社区资源。有的社区工作者在处理残疾人或老年人的健康问题、相关的情感和人际关系问题方面训练有素，这些人可以帮您解决一些实际问题。

3.2.4　如何寻找提供日常生活、社会性服务的资源

（1）雇钟点工帮助料理家务。如果您不能独立完成各种日常活动，首选的措施往往是雇一个人来帮忙。绝大多数人只是需要一个"家里的帮手"。这些帮手不提供医疗性的服务，只是帮助您洗澡、更衣、准备饭菜和做一些家务琐事。职业介绍所、家政服务公司等地方可找到所需要的雇工。居委会、老年服务中心和残疾人服务中心也能帮助您找到家政服务人员。也有的人在报纸上登招工广告来寻找所需要的服务人员。也许最佳途径是由别人介绍，如曾经做过您熟人、家人雇工的人可能比较可靠。通过您的家庭或社会网寻找，也能找到满意的雇工。

（2）老年公寓。如果您50岁以上，不太需要人照料，但想住在一个安全、有急救服务的地方，那么可以考虑住到老年公寓。老年公寓往往有很多人等着进去，如果您认为这个地方适合您，应赶快去排队。

（3）提供住宿的护理院。如果您不能独立生活，又需要特定的医疗服务，则可考虑住到护理院去。这种护理院是经政府或区社会服务机构认可的，他们提供医疗性和非医疗性的双重服务。

这些护理院小的就像一个大家庭一样住在某个弄堂里；大的可以容纳几百人，他们一起住在类似招待所或宾馆的大房子里，一个人或几个人一间屋，在专用餐厅就餐，有公共活动场所。无论大小，这些护理院所提供的服务是一样的：一日三餐、必要时帮助洗澡、穿衣、洗衣、做家务、送去看病、督促服药。大一些的护理院，通常有专业活动的指导。因为大的护理院分配到个人的护理时间不及小机构多，所以大护理院的居民需要更多的独立性。您在考虑要去哪个护理院时，事先要了解清楚那里住的是什么人，以便知道您是否合适住在那里，这一点很重要。

3.2.5 　如何对待老年慢性病患者的性生活

有病就一定意味着性生活的终止吗？

慢性致残性疾病并不一定会使患者失去性欲。如果有什么变化的话，那反而使患者在不得不面对和适应由于患慢性病所致的改变时，比以前更需要亲人的关怀和爱。

但是，性生活往往被人们忽略、否认或感到害怕。心脏病患者及其配偶经常担心性活动会诱发心脏病的再次发作；脑卒中患者担心性生活过程中会再次发生脑卒中，或者担心脑卒中后的功能障碍使自己丧失从事性活动的能力；呼吸困难的人担心性活动会导致咳嗽、哮喘或更严重的症状。

阻碍患者进行性生活的最微妙、最具破坏性的障碍之一，是一个人自我形象和自尊心的损害。许多患者说他们认为自己的身体由于所患的疾病——瘫痪、气短、服药导致体重增加，觉得自己不再是个功能健全的人，已不再有吸引力了。这些因素使得他们远离性生活，并且"试图不再想它"。

采取积极的态度与您的配偶进行积极的交流，是恢复你们性生活的关键。您和配偶都应知道性生活是生活中必要的、有益的部分。

专门帮助有生理功能障碍的人的有关材料不多。不过，在书店里可以找到很多实用的丛书，这些书可以为您提供一些建设性的意见。

千万不要认为性生活只有一种"正确方法"，下面有几点建议可能对您有所帮助。

（1）试着创造一种安静、轻松的气氛。过于紧张的或激动的谈话可能会使人焦虑，且无助于达到满意的性生活。

（2）找到你们双方都舒适的姿势，这没有什么不好。试着告诉您的配偶，您喜欢什么、期望什么。

（3）感觉疲倦时不要进行性生活。

（4）饱餐后不要进行性生活。

（5）性生活前不要饮酒。

（6）如果您不能进行性生活，问问医生是否由药物引起。如果是，请医生帮忙调整剂量或换药。

（7）好的身体状态可以提高性生活的质量。

（8）情绪低落会让人失去性欲，当然这一般是暂时的。如果一段时间后仍是如此，可去找有经验的专家咨询。

3.3 戒烟限酒

我国是世界上烟草生产和消费量最大的国家，吸烟率在37%以上，现有烟民3.2亿。虽然世界上的吸烟人数正在下降，但中国的烟民队伍却在不断扩大。饮酒在我国更是历史悠久。可以说烟、酒已深深植根于我国的民族文化之中。这从人们以烟酒孝敬老人、以烟酒作为礼品赠送亲朋好友可见一斑。因此，改变吸烟、饮酒的不良行为，不仅仅是一个与健康有关的问题，更是一个社会问题，困难程度也就可想而知。但是，作为慢性病的自我管理者，为了自己的健康，也为他人的健康，我们应该努力改变吸烟、饮酒的不良习惯，为别人作出榜样。

3.3.1 吸烟有哪些危害

烟草燃烧的烟雾中含有3 800多种已知的化学物质，它们是造成吸烟者成瘾和健康损害的罪魁祸首。主要的有害成分包括：尼古丁、焦油、一氧化碳、胺类、酚类、烷烃、醇类、多环芳烃、氮氧化合物、重金属元素镍、镉及有机农药等。

为了帮助大家进一步了解吸烟的危害，我们对吸烟可致的不良后果做如下概括。

（1）直接后果。吸烟时，您马上会出现：①心跳加快；②血压升高；③胃酸分泌增加；④肾脏排尿减少；⑤大脑和神经系统先反应灵敏，后变得反应迟钝；⑥饥饿感下降；⑦味觉和嗅觉减弱；⑧肺部和气管内的细小纤毛功能受损；⑨流至手指和脚趾的血流量减少。由此，吸烟者可能出现胃痛（肚子痛）、眼睛流泪、眩晕等问题。

（2）远期后果。如果吸烟时间较长，您可能出现：①气喘及咳嗽（最常见）；②手指和牙齿上出现黄斑；③外貌显老，皮肤干枯、皱纹多；④长期吸烟可致许多疾病，如呼吸道感染、肺炎、慢性支气管炎、肺气肿；心脏病发作、冠心病；胃溃疡、肺癌、口腔癌、喉癌、咽癌、食道癌、膀胱癌、胰腺癌等。

（3）其他后果。不同的人可能还会出现不同的后果。但必须强调的一点是，不是每一位吸烟者都会有上述的问题出现。

吸烟的危害还与以下情况有关：您每天吸烟的量；已经吸烟多长时间；您吸的是什么类型的烟（有无过滤嘴、纸烟还是旱烟）；您将烟雾吸入的深度（是否进入肺部）；您的健康状况如何，有无肺癌、心脏病等疾病的家族史。

另外，不吸烟者被动吸烟也会导致肺癌及哮喘等肺部疾病。特别是长期待在充满烟雾的办公室或房间里的不吸烟者，更容易出现健康损害。可见吸烟不仅损害自身的健康，还会威胁他人的健康。

3.3.2　如何处理烟瘾问题

尼古丁是一种成瘾性药物，在连续使用多年后便会成瘾。当您戒烟时，会经历尼古丁撤退的症状，如头痛、咳嗽、易怒、精神紧张、胃肠不适、味觉减退、嗜睡或注意力不集中等症状。这些症状需要几周的时间才会慢慢消失。更难对付的是您对尼古丁的深深渴望。下面介绍几种处理方法。

（1）采用尼古丁替代疗法，即请医生开处方获得尼古丁口香糖或戒烟贴。对于有些吸烟者来说，采用尼古丁替代疗法能大大增加戒烟的成功率。但也要注意戒烟贴或尼古丁口香糖有时也会有些极轻微的不良反应，如打嗝、胃痛、睡眠障碍或皮肤过敏反应。

（2）让自己一直保持紧张忙碌的状态，以此来克服戒烟的影响。您可以试着做以下的一些事情：嚼口香糖、散步几分钟、刷牙、给朋友打电话。一般烟瘾发作通常仅持续1～2分钟。随着时间的推移，这种发作的频率会逐渐下降。最重要的是戒烟的好处随着坚持时间的增加，逐渐体现出来：一般停止吸烟6小时后，心率会下降，血压也会有轻微降低；12小时后，尼古丁将被排出体外；24小时后，一氧化碳将从肺部排除，呼吸功能得到改善。此时，也许会出现咳嗽，因为通过咳嗽可清除堵塞在气管和肺部的堵塞物。2天之后，尼古丁所致的不良反应就会消失。2个月左右，手部和脚部的血液循环就会更加顺畅。戒烟1年之后，您得心脏病的危险性就会显著降低。戒烟10年，您得病的危险性将变得和不吸烟者一样。

另外，如下几点可帮助您处理烟瘾的问题。

1）您是否把吸烟同其他活动，如喝茶、吃饭、看报纸或看电视联系在一起？若果真如此，您可能需要把这些活动同吸烟之外的其他活动联系在一起，以代替吸烟。另外，使烟瘾更为复杂化的是吸烟的身体动作会在吸烟多年后成为一种习惯。如果您也有这个问题的话，应努力找些其他手部活动来做，如编织或玩健身球（在手掌上转动）。

2）您吸烟是为了打发空闲时间吗？您可能发现自己之所以吸烟是因为没事可干。您可利用这个机会来建立一项新的爱好或对您的房屋开始一个新的改进项目。

3）您害怕失败吗？无论是这种害怕阻止了您戒烟的成功还是您过去有戒烟失败的经历，您都可在社区找到许多资源来帮助自己。您可以向医生请求帮助，也可同其他想戒烟的人一起与这一困难做斗争。您也可以打电话到卫生部门相关机构，获取一些资料来帮助自己戒烟。

4）您害怕增重吗？实际上，戒烟所引起的增重通常仅为10斤左右。更为重要的是，这点体重的增加对健康的影响与吸烟带给健康的害处相比要小多了。为了帮助您控制体重，使您将吸烟的念头去掉，您可以考虑采纳一些如何合理饮食的建议及增加身体活动。

3.3.3　饮酒对健康有何影响

对于饮酒与健康，最新的看法是：适量饮酒可能对健康有益；但过量饮酒，特别是一次性饮酒过量，却是绝对有损健康的。而且容易造成诸如车祸、打架斗殴的一些个人和社会问题。在此，我们将饮酒对健康的影响做简单概括。

由于酒精能减缓大脑与身体其他部位之间的信息传递，因此饮酒之后，根据您饮酒的多少、饮酒的快慢、您自身的健康状况，短期内可使您出现一些好的感觉，如放松感、舒服愉快；或不良的感觉，如眩晕感、变得话多、平衡有困难、活动不协调、反应迟钝、视力模糊、言语不清、发怒等。如果一次性饮酒过多，则会出现醉酒昏睡、头痛、恶心、呕吐、浑身发抖、昏倒，甚至呼吸骤停。另外，由于酒精会影响视力和动作的协调性，饮酒过量还经常会导致意外事故（以撞车和溺水最常见）。

如果经常大量饮酒，时间长了就可能出现一些远期危害，包括躯体、精神和社会的问题，如胃病、经常感染、皮肤病、肝脏损害、脑损害、生殖功能受损、记忆力下降、情绪低落、工作能力受损、加重经济负担及出现法律纠纷等。

经常饮酒会引起如此之多的不良后果。但是，国内外的最新调研表明，对酒完全持否定态度有失公正。专家指出，少量饮酒对身体不但没有坏处，还会有助于健康。如意大利几位科学家近日研究发现，过度饮酒会引发不良后果，但吃饭时适度饮酒有助于减缓大脑老化速度。研究人员称，虽然还不清楚为何适度饮酒有助于保护大脑，但这也许与酒精对血压、血液循环速度及动脉血管产生的正面作用有关。

3.3.4　怎样才算是适量饮酒

虽然少量饮酒可能有一定的好处，但人们在日常生活中往往都很难把握：到底多少算是少量饮酒？而且一旦患有慢性病，特别是胃病、肝病、心脑血管病等要格外当心。因此，我们不希望从不喝酒的老年人刻意去学着饮酒。因为饮酒如同吸烟一样，会出现对酒精的耐受和成瘾。所谓耐受是指一开始您喝一点点酒就会醉，但以后却需要喝越来越多的酒才会醉酒。所谓成瘾是指您的精神将受酒精的支配，不饮酒便会出现各种不舒服的症状。由于会对酒精耐受和成瘾，喝酒的人也许最初能控制自己的饮酒量，但到后来就无法控制自己了。

如果您以前有饮酒的习惯，我们建议您按以下标准进行适量饮酒。所谓适量饮酒指的是女性1天不超过1"标准杯"酒，男性1天不超过2"标准杯"酒。需要强调的是：无论男女，1周内必须至少有2天滴酒不沾！

1"标准杯"酒是为保证所含酒精在安全水平而规定的酒量（图6）。我们可以看到图6中不同类型的含酒精饮料量并不相同，那是因为每种类型含酒精饮料的酒精含量不同。

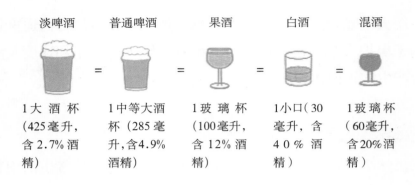

淡啤酒　普通啤酒　果酒　白酒　混酒

1大酒杯（425毫升，含2.7%酒精）　1中等大酒杯（285毫升，含4.9%酒精）　1玻璃杯（100毫升，含12%酒精）　1小口（30毫升，含40%酒精）　1玻璃杯（60毫升，含20%酒精）

图6　1"标准杯"酒

3.3.5　饮酒的注意事项

尽管目前认为适量饮酒可能对身体有一定的益处，但仍然要注意以下几点。

（1）忌狂饮。数小时之内喝大量的酒或连续几天、几周都不间断地饮酒，即狂饮。狂饮是非常危险的！因为这会使酒精的危害最大化，而且饮酒过多会使您思维不清、行为失常而使自己的安全受到威胁。

（2）不要在服药的同时饮酒。在服药的同时饮酒是非常危险的。因为酒精和药物混合使用将可能加重彼此的不良反应。例如，酒精与降低身体活动性的安眠药一起服用可能会使您出现严重的意识不清、不能自我控制、呼吸骤停，甚至死亡。

（3）禁止开车前饮酒。饮酒导致的交通事故占所有交通事故的1/3。许多国家以法律的形式禁止开车之前饮酒。我们再次提醒大家，为了您和他人的安全，请不要在开车之前饮酒。

4

常见慢性病的自我管理

4.1 高血压的自我管理

4.1.1 什么是高血压

一天24小时，您的心脏都在不停地搏动。血压便是心脏搏动将血液泵入血管时所产生的压力，并随着血管壁所受压力的增高而上升。心脏收缩时血压上升达到的最高值称为收缩压，心脏舒张时血压降低的到最低值称为舒张压。血压数值通常以收缩压/舒张压毫米汞柱（mmHg）表示。当血压增高到一定水平时，即可认为是高血压（或称高血压病）。目前高血压诊断标准为：收缩压≥140毫米汞柱和（或）舒张压≥90毫米汞柱（表5）。

表5　WHO/ISH对血压水平的新的定义和分级（1999）

种　类	收缩压（mmHg）	舒张压（mmHg）
理想血压水平	<120	<80
正常血压水平	<130	<85
血压正常偏高	130～139	85～89
1级高血压（轻度）	140～159	90～99
2级高血压（中度）	160～179	100～109
3级高血压（严重）	≥180	≥110
单纯收缩性高血压	≥140	<90

注：如果一个患者的收缩压和舒张压在不同种类里，则就高不就低

高血压是一种最常见的心血管疾病，目前我国每10个成年人中约有2人患有高血压。它是导致人类心脑血管疾病死亡的首要危险因素之一，20%～50%的心脑血管疾病的死亡与高血压有关。正因为如此，人们把高血压叫做"沉默的杀手"。

4.1.2　高血压的病因及后果

90%的高血压患者无明确的病因，我们称之为原发性高血压病。目前知道肾脏和甲状腺疾病可引起继发性高血压。但是，有许多危险因素可增加高血压发生的危险性，包括：种族、遗传、年龄、性别、过度紧张、肥胖、吸烟、酗酒、不合理饮食（如脂肪、胆固醇、食盐摄入过多）、缺乏体育锻炼及口服避孕药等。如果血压长时间高于正常水平而不控制的话，就会导致严重的并发症，如脑卒中、冠心病、心力衰竭、肾功能不全等。正因为高血压的患病率高，往往没有明显的症状，但危害严重，我们必须学会管理和控制高血压。

4.1.3　高血压的自我管理

非药物措施控制血压越来越受到重视，它必须由患者在日常生活中进行。因此，自我管理模式特别适合高血压患者的非药物干预。另外，有将近一半的高血压患者不接受药物治疗或不规则服药。通过学习高血压的自我管理，也能帮助高血压患者坚持服药。高血压管理内容的确定不应只以血压水平作为依据，还要考虑存在其他的危险因素、靶器官损害、伴随的疾病，如糖尿病、心血管疾病或肾脏疾病，以及患者的个人、医疗和社会地位等情况。所以，高血压的管理不仅仅是为了将血压控制在140/90毫米汞柱以下，而是要同时改变不良的生活方式。具体的高血压自我管理的内容包括：定期测量血压、戒烟、减肥、规律的体育锻炼、合理膳食、紧张的调节及按医嘱服药等。

（1）定期血压测量和血压自我监测。高血压患者在早期很少有自觉症状。因此，了解血压是否已得到控制的最佳途径是定期测量血压。上海的许多居民区都有社区卫生服务中心或社区卫生服务点开设的免费血压测量点。

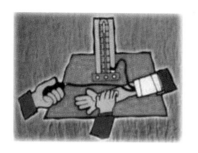 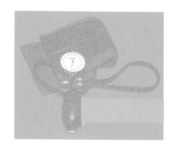

如果您能学会在家中进行血压测量，则更有利于进行高血压的管理。事实上，定期的血压自我监测也是判断所服降压药是否有效，所进行的非药物干预是否适合的一种好办法。如果您打算在家中进行血压的自我监测，首先要购买血压计。有两种血压计可用于家庭内高血压患者进行血压的自我监测。一种是指针式的气压血压计，另一种是电子血压计。这两种血压计都有携带方便、容易操作的特点，但同时也都存在准确性差的缺点，需要经常用水银柱血压计进行校正。如果您为了测量血压的准确性，也可选用水银柱血压计。特别是家人能帮您进行血压测量时，水银柱血压计更有其优势。另外，居住在同一小区的高血压患者可以自发组成一个互助小组（如高血压自我管理小组），定期交流高血压管理的经验和问题，大家共用一个血压计，轮流负责为小组成员测量血压。

自我监测血压的很重要的一步是记录所测血压值，绘制血压变化图，以便帮助了解自己血压值的变化，寻找变动异常的原因和采取相应的血压控制措施。表6供您记录每次的血压测量数值。表7供您绘制1个月的血压变化图（将1个月中测量的血压值标在表中，然后用线条将各点连接起来）。表8供您绘制1年内血压的变化（将每个月的平均血压值标在表中连线而成）。

表6　高血压随访记录表

日期	血压值	日期	血压值	日期	血压值	日期	血压值

表7　每月血压监测表

医生建议您的血压降至低于 _____ / _____ mmHg。

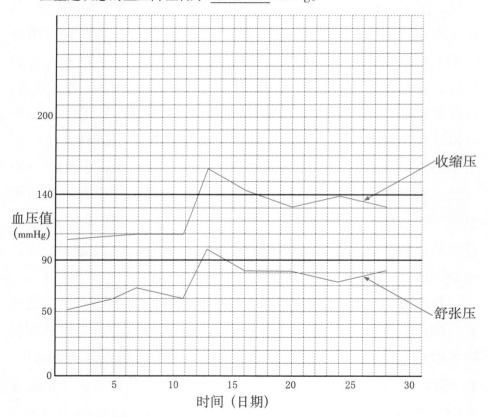

注：上面一条线为收缩压的变化曲线，下面一条线为舒张压的变化曲线

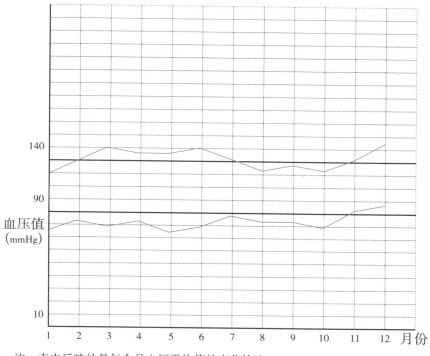

表8　1年内血压变化监测表

血压值
（mmHg）

注：表中反映的是每个月血压平均值的变化轨迹

（2）调整生活方式。无论高血压患者是否需要药物治疗，首先都应该改变不良行为生活方式来控制血压。只有在这些非药物措施不能很好地控制您的高血压的前提下，才考虑服用降血压药物。不良行为生活方式的调整主要包括以下几点。

1）戒烟：烟中的尼古丁可刺激血管收缩，使血管内膜受损，亦可引起冠状动脉痉挛，诱发心绞痛和心肌梗死。烟中一氧化碳所造成的缺氧可损伤动脉内膜，使其渗透性增加，给血小板的聚集和脂质的沉着提供了机会。另外，吸烟会降低高密度脂蛋白的含量，使

33

血胆固醇增高，促进动脉粥样硬化病变的发生。研究显示，吸烟者心肌梗死发生率为不吸烟者的3.6倍。吸烟不仅会损害血管壁，它本身也是脑卒中和心脏病的一个重要危险因素。如果您是一位吸烟者，应该戒掉它。这是保持健康的最好方法。您可请医生帮您制订一个戒烟的计划。如果失败的话，也不要放弃。再次努力，您一定能够成功，并能延年益寿。

2）降低体重：衡量肥胖的客观标准是体重过重。老年人宁瘦勿胖。降低过重的体重有助于降低您的血压。您可以向医生咨询您的标准体重是多少，并请教医生应采取什么措施达到这个目标。控制饮食及规律的体育锻炼是减轻体重的2种较好的方法。

体重的评价标准

标准体重（千克）＝身高（厘米）－105
- 超出10％为偏重：警报
- 超出20％为肥胖：必须减肥

3）进行有规律的身体活动：包括体力劳动和体育锻炼。生命在于运动，锻炼可使您的心脏和血管更好地为您工作；也能帮您减轻体重，增加高密度脂蛋白而降低血胆固醇，降低血压，从而减缓动脉粥样硬化的形成。散步、做体操、慢跑、打太极拳和骑自行车都是很好的锻炼方式。这听起来有些困难，但请记住：无论进行哪项运动，应根据您的体质情况、适应水平来决定运动量。先从小运动量开始，逐渐增加运动量和运动时间，以不产生明显疲劳和影响生活质量为准。但是，要避免进行那种无氧锻炼的运动（如增强肌肉），因为那将使您的血压升高。在进行任何一项锻炼计划之前，您一定要征求医生的意见。

4）合理膳食：脂肪含量高的食物会增加您的体重。过咸的食物会使体内的液体潴留过多，从而增加动脉内的血容量，使血压升高。如何做到合理膳食，避免这些情况呢？

● 多吃蔬菜和水果、脂肪含量低的奶制品、豆制品、瘦肉、家禽、鱼类及粗粮、杂粮构成的合理膳食。

● 多和医生讨论您的膳食，特别是当您患有高胆固醇血症或糖尿病时更应如此。

● 切记向专家咨询是否可饮用含酒精、咖啡因的饮料及如何选择食盐替代品。

以下是帮您合理安排饮食的几点建议。

● 少吃动物脂肪和胆固醇含量高的食物。使脂肪提供的热量占总热量的30%以下，饱和脂肪占10%以下，每日胆固醇摄入量低于300毫克。少食猪油、牛油、奶油、蛋黄、动物内脏、脑、鱼子、贝壳类动物（如蟹、蚌、螺）等，而代以各种瘦肉、鱼类（包括大多数淡水鱼和海水鱼）、海参、海蜇等含胆固醇较低的食物。每只鸡蛋或鸭蛋含胆固醇250毫克，每天摄入不应超过1只，血脂增高的患者每周2只足够，植物油也不宜食用量过多。鱼类脂肪中含有长链不饱和脂肪酸，有降低胆固醇的作用。豆类及其制品、木耳、香菇、海带、紫菜、洋葱和大蒜等具有抗动脉粥样硬化作用，可以常吃。豆类是我国传统食品，含丰富的优质蛋白、不饱和脂肪酸、钙及维生素 B_1、维生素 B_2、烟酸等。为防止过多消费肉类带来的不利影响，应大力提倡食用大豆及其制品。

● 多吃蔬菜、水果，它们含有丰富的维生素、钾和钙等。维生素C能增加血管弹性、改善血管通透性和降低血清胆固醇。维生素 B_6 有抑制血小板聚集作用，从而防止血栓形成。钾和钙有利于保持血管弹性和正常血压。蔬菜的体积大、热量小、容易饱，有利于减肥。其中纤维素可以减少胆固醇的吸收，促进胆酸排泄和有利于胆固醇分解，并具有通便作用。

● 节制饭量，宜搭配部分粗粮。少吃甜食，控制体重。碳水化合物在体内能转化为脂肪，使身体发胖，增加心脏的负担，应适量食用。

● 限制食盐的摄入。每人每天不超过5克，即三口之家每月用盐量不超过500克。盐中的钠可增加心脏负担，使血压升高，促进动脉粥样硬化。钠还广泛存在于各种食品之中，尤其是腌、熏食品（如咸肉、咸鱼、酱菜或咸菜等）及酱油和味精等含量也很高，应尽量少吃。

（3）保持愉快的心情。愉快的心情是维持健康的重要因素。不要为一些琐碎的小事烦恼，时常保持心胸开朗、心境平静及乐观的情绪。如果出现情绪低落等问题，可参阅本书有关情绪低落和抑郁症的管理内容。

（4）药物管理的原则。非药物的血压控制措施不足以控制您的高血压时，您就需要医生给您开处方，服用一种或几种抗高血压药。在刚刚开始用药时，您必须经常去看医生以调整您的用药剂量，并了解服用高血压药的其他注意事项。

无论选择何种特定药物，都有共同的管理原则。这些原则包括以下几点。

1）最初治疗时药物剂量要小。从最低的有效剂量开始，以降低不良反应。如果对单个药物低剂量反应良好，但血压仍未能有效控制，则只要患者能耐受，可增加相同药物的剂量。

2）正确的联合用药可使降压达到最大的效果而不良反应最小。通常是小剂量地增加第2种药物，而不是增加原先药物的剂量。允许第1种和第2种药物都在小剂量范围内使用，这样更能避免不良反应。在这种情况下，可以从固定的小剂量联合药物应用中获益。

如果对第1种药物效果不好或耐受性差，则改用不同种类的药物，而不是增加原药物的剂量或添加第2种药物。

3）用24小时有效的长效药物每天1次。这种药物的好处在于有助于坚持用药和减少血压的波动，从而平缓地控制血压，最大限度地减少心血管病的发生和靶器官损害。

4.2　糖尿病的自我管理

4.2.1　什么是糖尿病

糖尿病是由于胰岛素分泌不足（患者体内不能生成足够的胰岛素）或胰岛素功能失效（机体不能有效利用产生的胰岛素）而导致身体血糖过高并从尿液中排出，危及各器官正常功能的一组全身慢性代谢性疾病。

葡萄糖是人体的供能物质，但它只有在胰岛素的作用下才能被身体利用。没有胰岛素，葡萄糖在体内不能被利用（图7）。

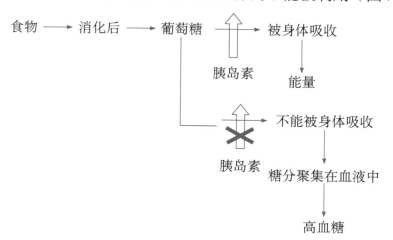

图7　胰岛素在人体的作用

4.2.2 引起糖尿病的原因有哪些

典型的1型糖尿病通常始发于少年，可能是一种自身免疫性疾病。所谓自身免疫性疾病是由于某些我们不完全知道的原因，机体会破坏自己的胰腺生成胰岛素的能力。1型糖尿病病因还不甚明确，遗传、风疹感染、心肌炎、缺乏母乳喂养等可能与1型糖尿病发病有关。

2型糖尿病通常始发于中年或老年。它的病因包括遗传、肥胖、缺乏体育锻炼、不合理饮食习惯、吸烟、劳动强度、血压等。其中，遗传和超重最为重要。糖尿病在超重的人中非常普遍。不知什么原因，如果体内脂肪过多，我们的机体就不能利用体内产生的胰岛素。更为特别的是，尽管胰岛素仍能生产出来，但我们的身体变得对胰岛素耐受。胰岛素耐受指的是机体从血液中转运葡萄糖进到体细胞的过程不是非常有效。这意味着您不能充分利用葡萄糖，所以葡萄糖在血液中的量会逐渐增加。

4.2.3 糖尿病的自我管理

无论您患的是何种类型的糖尿病,都有两项主要的目标：第一是维持适当的血糖水平；第二是预防和尽早发现由糖尿病引起的各种并发症。这两个问题实际上是密切相关的。许多并发症都是由血糖水平过高引起的。作为一名糖尿病患者，要尽量做到"积极面对、自我管理、做出改变、照顾自己、继续生活"。您要控制住糖尿病，而不是让糖尿病来主宰您。应该学会设立目标，综合应用所有的自我管理方法来进行持之以恒的自我管理。常用的糖尿病自我管理任务包括以下几点。

（1）维持适当的血糖水平。我们所吃的食物在小肠内转化成葡萄糖，通过血液运输到全身各个细胞，在细胞内转化成能量。据此您可能知道：在您身体血液中，保证有一定数量的葡萄糖是非常重要的。糖尿病管理的目标之一就是要维持与您身体条件相适宜的血糖水平（表9）。正常的血糖值为80～120毫克/分升。但是，并不是所有的糖尿病患者都有一个"正常"的血糖水平。请与医生讨论，针对您的身体状况，您必须将血糖维持在什么水平。

表9　糖尿病控制指标

指　标	单　位	理　想	良　好	差
空腹血糖	毫克/分升	<108	108～140	>140
	毫摩尔/升	<6.0	6.0～7.8	>7.8
餐后2小时	毫克/分升	<144	144～180	>180
血糖	毫摩尔/升	<8.0	8.0～10.0	>10.0

作为一名自我管理者，您的首要目标是保持血糖的平衡，不要太高也不要太低。这种平衡可通过节食、锻炼和必要时使用药物来实现。此外，激烈的情绪变化和身体的其他疾病都会影响您的血糖水平。

（2）预防糖尿病的并发症。糖尿病的一个非常严重的问题是：如果血糖控制不好可能会出现许多并发症，包括心脏病、皮肤疾病、感染、神经损伤（如烧灼感、手或脚的刺痛或麻木）、视觉问题、肾脏损害、膀胱炎和牙龈炎等。

1）心脏病：糖尿病患者发生心脏病是因为糖尿病患者的血管硬化得更快些。在某种程度上，这种血管硬化过程可通过维持接近正常的血糖水平、注意低脂饮食和有规律的有氧运动等措施来减缓。

2）感染：皮肤、膀胱、肾脏、阴道或牙龈之所以发生感染，是因为引起感染的细菌是喜欢吃糖的。如果您的血液中含糖丰富（血糖水平过高），您更可能发生这些感染。所以，护理好您的皮肤，保持其清洁和干燥非常重要。特别是保护您的脚，您如果是干性皮肤，就必须使用润肤剂。

3）足部：糖尿病患者有几个理由应对自己的脚特别照顾。首先存在着感染的问题；其次脚距离心脏最远，有时它们不能获得足够的血液供应。当患者的脚部存在血管的硬化时，脚部血液供应不足会更为严重。当脚得不到足够的血液时，组织中不仅含糖量过多，而且得不到足够的氧气。而氧气是预防组织损伤和治疗过程所必需的。当患者由于糖尿病引起了神经损伤时，经常出现脚的麻木。因此，当脚部发生损害时，您可能并无感觉，直到损害非常严重时才知道。由于这个原因，保证鞋子的舒适和避免脚的擦伤是非常重要的。

每天检查一下您的脚，确认没有红斑或其他问题，这是保护脚的好办法。而且一定要经常修剪脚趾甲。为避免出问题，修剪时要沿着趾甲曲线进行。如果因某种原因有困难，可找个人来帮助您。

最后，千万不要赤脚走路。如果您的脚有问题，去看看这方面的医生可能对您很有帮助。

4）视力：高血糖症患者视力模糊是非常普遍的，低血糖症患者也有视力模糊的症状。一旦血糖得到控制，这种症状就会消失。更为值得注意的是一种叫做糖尿病性视网膜病的疾病。它是由患者眼底的小血管变硬、破裂引起组织损伤所致，有时会导致失明。这种疾病若能早期发现，通常可以得到控制。

您的血糖控制得越好，出现严重的眼睛问题的概率就越低。

因此，每位糖尿病患者每年至少有1次由眼科医生进行专门的视网膜情况的检查，这非常重要。当您去做检查时，一定要告诉医生您有糖尿病，您特别希望他（她）检查一下是否有糖尿病性的视网膜病。

5）神经损伤：神经病变或神经损伤在糖尿病患者中也是非常常见的。症状的范围可从脚、腿或手的烧灼痛和麻木到站立性眩晕。您也可能有性方面的问题，如阳痿或阴道干燥。任何由神经控制的部位和活动都可能或多或少地受些影响。神经病变是可以通过保持血糖在正常范围内来预防或控制的。

（3）膳食的管理。对一些糖尿病患者来说，坚持糖尿病饮食比任何其他措施都重要。但对于大多数糖尿病患者而言，不一定要这么严格，你们的食物仍可以是美味的、令人愉快的和有趣的。您不必过多地改变自己的饮食，只要稍为谨慎些即可。坚持糖尿病饮食的根本目的是要吃些含纤维素和碳水化合物较高的食物，如蔬菜、大米和面食。它们是高纤维、低脂肪的。加糖食物，如糖果、蛋糕、馅饼、软饮料和冰淇淋必须严格限制。这些食物不仅增加了糖的摄入，而且增加了热量和脂肪的摄入。

糖尿病患者的饮食非常类似于推荐给其他任何正常人的饮食。这种饮食有许多优点。除了能帮助您维持适宜的血糖水平，它还将有助于您保持适宜的体重，同时降低血压和血胆固醇。

除了知道吃些什么外，同样重要的是，您要比其他人更关心自己应该吃多少和何时吃。食物的类型、数量和食用时间都会影响血糖水平。要保持血糖在目标范围内，您还必须注意要保持您所吃食物与锻炼和使用胰岛素或其他治疗措施之间的平衡。

要学会所有的有关饮食调节的技巧，我们强烈建议您花点时间向有丰富糖尿病膳食经验的医生或其他卫生专业人员学习。这将非常有助于您管理自己的糖尿病。

（4）锻炼。锻炼可为您带来和其他非糖尿病患者一样的好处。除了降低血糖，它可保持您关节的灵活性，帮助预防心脏和血管疾病，帮助对付因患病所致的悲伤或情绪低落。

由于许多糖尿病患者都超重，因此锻炼对于糖尿病患者更具重要性的好处是帮助消耗过多的热量，即帮助超重的人减轻体重和保持合理的体重。锻炼可从3个方面对您的体重有帮助。首先，当我们锻炼时，身体会消耗更多的热量或能量；第二，锻炼可帮助您增强和保持肌肉，因为肌肉1天中24小时都需要消耗热量，增强和保持肌肉有助于维持体重；第三，维持有氧锻炼可使您呼吸加快和出汗，通过新陈代谢增加您机体消耗热量的速率。而且当您停止运动后，您的新陈代谢不会立即回到正常，而是保持较高的速率达6小时之久。因此，在您完成运动后的很长一段时间内，机体还将继续以较高的速率消耗热量。事实上，若是较费力的运动可降低血糖达36小时之久。总之，提高新陈代谢所要做的只是进行20～30分钟的有氧运动。因此，糖尿病患者必须做些有氧活动，如散步、游泳或跳舞，每次持续至少20～30分钟，1周3～4次。而且，这也是我们给予其他任何正常人的劝告。

（5）胰岛素注射。胰岛素被用于所有的1型糖尿病患者和部分2型糖尿病患者。胰岛素是用来替代体内不能产生和（或）不足以利用的胰岛素，一般都是注射给药。依据其效果持续时间长短分类，胰岛素可分为3种类型（表10）。如果您正在使用胰岛素，那您一定要清楚所用的胰岛素是什么类型，是哪个公司制造的，剂量（您所用的胰岛素单位数）是多少，所用的胰岛素有没有超过失效期。如果您觉得还需要了解更多的知识，请向医生请教。

表10　胰岛素的类型

类　型	开始产生效应的时间（小时）	效应作用顶峰时间（小时）	作用持续时间（小时）
常规或速效	0.5 ~ 1	2 ~ 5	6 ~ 8
中效	1 ~ 2	6 ~ 12	24 ~ 28
长效	4 ~ 6	14 ~ 24	28 ~ 36
速效与中效混合	0.5	4 ~ 12	18 ~ 24

注意：即使是同一类型药物的作用也不会完全相同，以上所述是一般的情况。要知道您所用胰岛素的确切信息，请向医生和药剂师请教

（6）专门针对2型糖尿病的其他措施。大约60％的2型糖尿病患者不用胰岛素。他们能通过饮食和锻炼来控制糖尿病。通过控制体重，许多2型糖尿病患者可无须使用胰岛素或其他糖尿病药物。有时只要体重降低5 ~ 7.5公斤，血糖就可正常。

1）一些糖尿病患者服用诸如格列本脲、格列吡嗪、醋磺己脲、氯磺丙脲等药物来进行治疗。这些药物能刺激胰岛素的产生并使细胞对胰岛素更为敏感。

2）其他药物有时可能和糖尿病药物产生相互影响。因此，应让医生知道所有您正在服的药物，包括处方药和非处方药。

3）避免饮酒。饮酒可能引起血糖大幅度上升和突然下降，同时也会增加热量摄入，从而引起体重的增加。

4）情感控制。强烈的情感，如紧张、愤怒、心神不宁或沮丧也会影响您的血糖水平，因此以直截了当的方式处理好这些情感问题是很重要的。不要设法去隐藏或克制您的情感。对于有些患者而言，处理病后的情感问题也是控制血糖的最重要工作。

5）其他疾病的控制。最后一个需关注的问题是，尽量不要

让自己患其他疾病。当您生病，特别是由细菌或病毒感染（如伤风或流感）引起时，血糖会趋向于增高。当出现这种情况时，您需要更仔细地监测您的血糖，或许还需要在胰岛素使用方面做一些调整。您可从医生处得到更多的帮助。

（7）血糖的自我监测。监测血糖有助于您了解自我管理措施是否有效、确定您的自我管理项目是否成功，并做适当的调整。常用的血糖监测方法有两种：血糖测试和尿糖检查。

1）血糖测试：主要的血糖自我监测方法。有多种不同的仪器和方法可供患者在家中做血糖测试。无论哪种方法，您都只需要刺破手指，取指尖血，然后将血滴在一张特别的纸上，将其放在血糖仪里，血糖仪就能给您测出血糖水平的高低。血糖仪一般直接读数，也有的是通过参考一个比色系列而得。通过记下和绘制您日常血糖的变化轨迹，您可以了解病情变化。然后，这些信息可帮助您改变自我管理的策略、措施和进行一些自我管理计划的中期调整。

2）尿糖检查：通过检测尿糖也可以反映血糖的高低。因为当血糖高到一定程度时，它会溢出进入小便，小便测试可显示尿中是否出现糖。但是尿糖测试有许多缺点：第一，在尿糖出现前，您的血糖水平肯定已经很高了；第二，如果血糖过低，您测尿糖将无法知道。而且，某些药物能影响尿糖测试的准确性。

正如所有的慢性病一样，糖尿病也是一种能通过良好的自我管理得到改善和控制的疾病。在此过程中，自我管理的作用很重要！

4.3 冠心病的自我管理

心脏病是当今我国最常见的公共卫生问题之一。心脏病有多种类型，如先天性心脏病、风湿性心脏病、冠心病、肺源性心脏病等。这里将重点讨论冠心病。它是由于心脏上的动脉（冠状动脉）阻塞引起的，而冠状动脉阻塞又是动脉粥样硬化的结果（图8）。

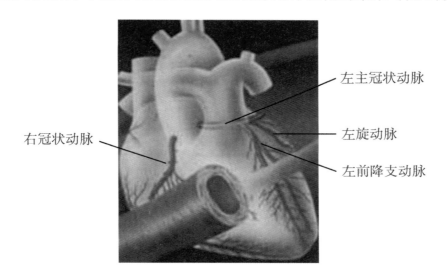

左主冠状动脉

左旋动脉

左前降支动脉

右冠状动脉

图8　冠状动脉分布

动脉粥样硬化的发展要经历很多年，最初可能是由吸烟、不合理膳食、少活动等不健康的生活方式和长期压力等心理因素，以及肥胖、高血压、高胆固醇、糖尿病和年龄等因素引起血管产生磨损和撕裂。机体对这些损害做出的反应是，血管壁内的细胞和血液里的细胞（血小板）开始增殖，并凝集在一起。一个包含胆固醇及来自血管壁和血液的细胞的坚硬物质开始在血管壁蓄积形成。当这种物质蓄积到足以使血管直径减少为正常的1/3时，局部缺血的情况就会发生。

冠状动脉阻塞将导致心肌的局部缺血，即心肌缺乏足够的血液供应，使得为心脏提供赖以生存的养分和氧气缺乏，这是危险的。

4.3.1 心脏病的危险因素有哪些

国内外许多研究已证实，几种情况与冠心病发生的危险性增加有关。典型的危险因素包括：糖尿病、高血压、高胆固醇、吸烟、早年心脏病（60岁以前）家族史、男性及年龄＞60岁。每一个危险因素单独都可以促使冠心病的发生。当一个人有1种以上危险因素时，冠心病发生的机会将大大增加。庆幸的是，这些危险因素中的一部分是可以改变的，也就是它们可以治疗或矫正。这样就能降低患心脏病的相对危险度。但不幸的是，也有一些危险因素是无法改变的（表11）。

表11 心脏病的危险因素

分　类	危险因素
可以改变的	高血压
	高胆固醇
	糖尿病
	肥胖
	吸烟
	不运动
	不合理膳食
	长期压力紧张
可能无法改变的	家族史
	男性
	年龄＞60岁

高血压、高胆固醇和吸烟是可以改变的因素。高血压或高胆固醇患者可以通过减轻体重（如果他们是超重的话）、锻炼及遵循低脂、低盐、低糖、高膳食纤维的健康饮食来改善症状，降低患心脏病的危险度。

如果这些调节方式不能使血压或胆固醇水平正常化，可以使用药物来帮助降至正常水平。吸烟的人可以通过戒烟来降低危险性。肥胖和不运动也是可以改正的危险因素，这两样共同起作用会增加心脏病的危险性。糖尿病至少可部分改正，减轻体重、锻炼、谨慎的低糖饮食和药物可以增强糖尿病患者的血糖控制效果。血糖水平的有效控制能降低糖尿病患者发生心脏病的危险性。

您的至亲（父母、兄弟或姐妹）中有一个人有早年心脏病病史的话，表明您和您的家人有发生心脏病的遗传倾向。这个危险因素是不能改变的，至少我们目前的科学水平还无法做到。同样，能增加心脏病危险性的另2个因素：男性和年龄＞60岁也是无法改变的。

对许多心脏病患者来说，降低这些危险因素水平是为了避免使疾病更进一步加重。例如，有几个研究已经显示，大幅度降低血胆固醇水平确实可以减少心脏病患者动脉粥样硬化的发生。事实上，对大多数人来说，降低发生心脏病的危险性或降低已存在的疾病进一步加重的危险性，什么时候都不算晚。

4.3.2 心脏病患者的前途怎样

对于有冠脉疾病的患者，他们的症状可以出现，也可以消失。身体的劳累或情绪低落，有时会导致疼痛。大部分患者在自己出现这些情况时，便能预测心绞痛何时会发生。也就是他们知道多大程度的劳累或什么程度的情绪不愉快将会引起疼痛的发生。

很多患者的心绞痛发作是可以预知的，这就增加了您的安全性，让您在平时避免因为锻炼过度或情绪过分低落引起心绞痛。如果心绞痛出现了，您可以用药物缓解心绞痛，预防心脏过劳。

当然，也有一些人会出现不可预知的心绞痛发作。这指的是会在任何时候、没有明显原因的发作。由于它们不可预知的特性，这些发作常常更加危险。所有心绞痛的根本原因是相同的：心脏细胞得不到足够的氧气。

心绞痛和心脏疾病的其他症状之所以令人担忧，是因为它们与冠脉疾病最严重的后果之一——心肌破裂或心肌梗死有关。心肌梗死是当心脏一个部位的血供突然完全被阻断，引起心肌损坏甚至死亡。那些发生过心肌梗死的存活者中，心肌损坏的严重程度因人而异。一般说来，心肌梗死越严重，心肌损坏就越严重。心脏轻微损坏的患者一般情况很好。这些人一般没有持续局部缺血的迹象（心脏缺乏血供和氧气），他们的前途是非常好的。这样的患者在下一年再次发生心肌梗死的概率＜1%。如果这些心脏轻度损害的患者在心肌梗死后有局部缺血迹象，则今后再出现心肌梗死的危险性会轻微增高。但是只有一小部分这样的患者在第一次心肌梗死后的1年内会再发生心肌梗死。

如果是心肌严重损坏的患者，一般以后再发生心肌梗死的危险性较高。这样的患者在今后一年内发生心肌梗死的概率为10%~15%。而且，他们也许会发展为心力衰竭。

不同心肌梗死患者的损害程度也是不同的，甚至在疾病严重程度相同的患者中也是如此。心脏相对正常些的患者在一次心肌梗死后仍然可以过相对正常的生活。而其他心脏相对不好的患者，则可能会因为自己的心脏不是最好而出现一些情感或精神方面的负担。他们也许会有焦虑或沮丧，也许会不敢过性生活。虽然每个人的反应不同，但是重要的是要记住：人有忧虑、焦虑，甚至沮丧都是正常的。同样要重点记住的是，这些感觉可以帮助您加强对所患疾病及其控制方法的理解。

一个心脏病患者也许会经历许多症状，如心绞痛（胸部不适）、气短或疲劳。这些症状有时会突然加重或恶化。有的时候症状的加重代表冠脉疾病的加重，意味着需要作用更强大的药物，甚至外科治疗。但有时候症状的暂时恶化也可能是因为一些较简单的原因，如戒烟后重新吸烟、治疗药物的改变或遭受了情感方面的不愉快。所以，作为心脏病患者，这些方面也是我们疾病管理的重要内容。

由于症状的加重代表冠脉疾病的恶化，因此如何辨别您的冠脉疾病是否加重了，是心脏病患者必须掌握的一种自我管理技能。无论什么时候，当您注意到一个新的症状出现时，一定要去看医生或给医生打电话。危险的症状包括出现：任何新的胸部不适、不寻常的气短、头晕或虚弱、不规则心跳的持续时间延长、体重突然增加和踝部水肿。

4.3.3 冠心病的自我管理

（1）通过改变生活方式来管理您的冠心病。世界各国的研究报告都清楚地表明，生活方式的改变对心脏病患者是非常重要的。大部分可改变的心脏病危险因素可以通过相对简单的生活方式的改变而加以改善。

正如前面所提到的，实施一个持续和安全的锻炼计划是建立健康生活方式的基石。锻炼有助于增加您的精力和耐力，有助于您达到并保持健康的体重。一个常规锻炼计划和合理的饮食不仅可以改善您的体重，还可以改善血压、胆固醇的水平和焦虑、沮丧的情绪。

吸烟可使心脏病、脑卒中发生的危险性增加，使人患肺癌或慢性肺部疾病（如慢性支气管炎和肺气肿）的概率增加。一些吸烟患者感到戒烟非常困难，一方面是因为对香烟上瘾了，即身体对尼古丁有瘾，另一方面还有吸烟者社会习惯的复杂作用（与朋友一起吸烟、放松、娱乐等）。大部分戒烟成功的患者都是靠自己来完成的。他们停止购买香烟，避免逗留在吸烟者周围，并建立新的、健康的习惯（如散步、唱歌、咀嚼口香糖）来帮助自己缓解对吸烟的渴望。

感到只靠自己难以戒烟的患者多数可通过朋友、社会团体或健康专家的帮助，成功戒烟。尼古丁口香糖或戒烟贴也有助于吸烟者停止吸烟。因为它们中的尼古丁能满足身体对尼古丁的渴望，能够让吸烟者停止吸烟而不出现尼古丁突然撤退的症状。一旦停止吸烟，患者可以逐渐减少尼古丁口香糖或药片的使用，直到他们完全不依赖尼古丁（不依赖香烟）为止。另外，您还可以向医生或卫生专家咨询是否还有其他的戒烟方法。

另一个应该掌握的重要生活方式技能是有关放松和消除紧张的技巧。正像本书中反复强调的，成为一名自我管理者的关键是，在患慢性病的情况下过上尽可能好的生活。记住，用健康的生活习惯取代不健康的生活习惯是您成为自我管理者的重要任务之一。

（2）监测您疾病的进展。当您逐渐熟悉了自己特殊的症状类型后，您要当心，发病的频率和严重程度会有小的波动。如果药物不能改善您的症状时，您应该问问自己及医生这是怎么了，是不是最近紧张的生活事件增多了？有没有改变所用的药物？有没有改变饮食习惯？是不是又开始吸烟了？有没有使用新的药物？是不是您对所使用的那种类型的硝酸甘油产生了耐受？这些及其他类似的问题可以帮助您改善对疾病的管理。如果医生知道您出现症状的原因，他/她就不大可能轻率地让您使用更多的药物或采用搭桥手术和球囊成形术。您所需要的也许只是对您目前的治疗做一个好的调整。

养成健康的生活习惯，接受您自己和医生为您正确选择的药物或外科治疗，有助于提高您的生命质量。

通常心脏病的症状是可以预知的，如快速爬10层楼后会出现心绞痛或气短。然而，也有一些患者很危险——症状在不可预见的时候出现。每个心脏病患者应该在危险症状出现时立即去看医生。这些危险症状包括新的胸部不适、不寻常的气短、头晕、虚弱、不规则心跳持续时间过长、突然体重增加和踝部水肿。

对那些没有发生心肌局部缺血的患者来说，他们的预后和前途相对较好；而那些有局部缺血的患者，前途则差一些。这可以通过各种测量心功能的检查来进行评估。而且他们的前途可以潜在地通过生活方式的改变、各种用于心脏病患者的外科手术和药物治疗来加以改善。

4.4 脑卒中的自我管理

4.4.1 什么是脑卒中

"脑卒中"又称"中风"，是用于描述脑的部分功能突然丧失的医学术语。典型的表现是脑功能丧失导致上、下肢活动困难，有的患者也可能在活动功能丧失的同一部位有感觉丧失或出现特别的感觉。脑卒中患者还有可能出现其他类型的症状，诸如讲话不清、视力障碍或身体震颤。

脑功能丧失是由于一部分脑组织的血液供应突然减少所致。血液供应减少可能是管壁增厚和硬化的血管阻塞，或是血管破裂所致。脑卒中的原因也可能是因为脑血管被身体其他部位形成的血凝块阻塞了（图9）。通常是血凝块从心脏脱离后随血流进入脑部。这种游走的血凝块叫做血栓。有时，脑卒中一旦发生，可因为堵塞物周围的凝血或进一步的出血持续损害脑组织。脑卒中所引起的一些症状，许多其他疾病也可出现，如感染或肿瘤，但"脑卒中"一词专指因脑血供突然改变所致的脑功能的损害。

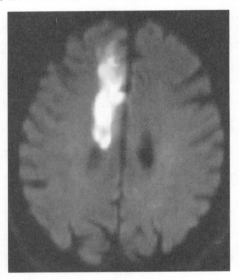

图9 急性缺血性脑卒中（脑磁共振成像）

一些脑卒中引起的症状仅持续很短时间——几分钟到几小时。这种脑卒中通常叫做"小中风"或短暂性脑缺血发作。"缺血"的意思是局部血供减少。短暂性脑缺血发作的原因不是很确定，但通常认为是由脑血管痉挛所致。痉挛会减少脑组织局部血液的供应，痉挛血管松弛后，血液再流动，缺血症状便消失。短暂性脑缺血发作有许多不同的表现，从视力的暂时改变到肢体的短暂瘫痪，有时也表现为突然的意识消失或昏迷。

脑卒中所致的脑组织受损可以全部恢复，也可能部分恢复，也可能无法康复。这种功能恢复所需的时间可能数小时或数天，也可能需要多个月。目前，我们还没有能直接加快脑康复的办法。但是，如果脑卒中是因为身体其他地方的血栓迁移所致，那么防止体内更多血栓的形成是重要的。能起这种作用的药物叫抗血凝剂。抗血凝剂有助于防止血管堵塞物周围的凝血，以免损害更多脑组织。

导致脑卒中的血管异常可能是由动脉粥样硬化（动脉变硬）、高血压或糖尿病（通常加速动脉硬化和增高血压）所致。同样，吸烟和肥胖的人也有着发生脑卒中的高危险性。

脑卒中对患者的影响，依据其对脑部损伤部位和损伤程度不同而有所差别。对脑卒中幸存者而言，脑组织损害的结果通常可分成4类：第1类是损害肌肉或某些器官的功能，如运动或说话功能的丧失，或身体平衡困难；第2类是对思维能力的影响，脑卒中有时会降低人们的理解能力；第3类涉及情感问题，脑卒中会使一个人的情感变得脆弱，如难以控制自身的情绪，表现为反复无常的大笑、哭泣或愤怒，尤其以患者变得情绪低落最为常见；第4类是感觉的改变，如麻木、疼痛或身体一部分的知觉丧失。

4.4.2 脑卒中后遗症的管理

大多数脑卒中幸存者在室内的生活还是很好的，能独自行走，进行一些日常的活动。因此，得了脑卒中绝不意味着您的生活有了不可逆的损害。为了使您在患脑卒中后仍然能够正常生活，或最大可能地获得独立生活，要做好以下几件事情。

（1）促进受损伤脑组织的恢复和防止其余脑组织的损伤。损伤的脑组织是有可能治愈的。若损害较小，如短暂性缺血性发作，其治愈过程很快且完全。在常规脑卒中后，脑损伤较大时也同样可以恢复。

脑功能的康复需要数周或几个月的时间。康复可能是完全的，但一般脑卒中后脑功能都只能部分恢复。但是，即使脑组织仅仅是部分恢复，所恢复的脑功能也可能是非常有价值的。这是因为其他部分的脑组织能部分地承担受损脑组织的功能。因此，始终记住有恢复脑功能的可能性，并尽一切努力来进行恢复，这是十分重要的。

为防止脑卒中范围扩大和（或）帮助脑功能恢复，有几件事情是脑卒中患者应该立即执行的。如果患者患有高血压，必须立即控制血压；如果是血栓引起的脑卒中，必须用抗凝剂抑制血栓形成；同样，在脑卒中后的短时间内，为了最大限度地维持正常的身体功能和避免并发症，必须对患者的呼吸、体位、清洁等方面做好护理。

能帮助脑功能恢复的最重要的一点是通过对能增加患者将来再发生脑卒中危险的疾病做适当的医疗管理来预防脑功能的进一步丧失。脑卒中常常发生在老年时期，而老年人通常都有一种以上的慢性病。正如前面所讲到的，高血压病、糖尿病、某些类型的血液凝集、吸烟和肥胖都可导致或有助于导致脑卒中。此外，其他慢性病，如心脏病、肺部疾病能减少身体组织的氧供，因此会干扰脑康复计划。所以，为了最大限度地恢复，非常关键的一点是：用尽可能好的办法来管理好所患的其他疾病。

　　1）使用抗凝剂能防止非出血性原因（血栓栓塞）所致脑卒中的加重或减少其复发。

　　2）扩血管药物用于脑卒中的治疗还处于试验阶段，或许会有令人惊讶的发现：很平常的药物，如阿司匹林可能会很有用处。研究证实，服用小剂量的阿司匹林（一天2～4片）能降低血液的黏度，规则服用一段较长时间后，患脑卒中的危险性降低。不是每个人都必须这样服用阿司匹林，但根据医学监测结果，对于那些脑卒中的高危险者或已经得过一次脑卒中的患者，服用阿司匹林是适宜的治疗措施。

　　（2）恢复受影响肌肉的正常功能。肌肉要做功，与连接肌肉和大脑的神经有一定关系。神经起着"电线"的作用，它将信号从大脑传导到肌肉。信号产生于大脑，经过脊髓传递到神经，最后一直传到肌肉。当脑卒中脑组织受损伤时，那些由受损伤脑组织控制的肌肉的功能便会受影响。例如，当左脑某部分受损伤时，右上或下肢可能无力或麻痹。脑卒中后的最初阶段，肌肉是软的，患者会出现活动困难或一点不能活动。随着时间的推移，这些肌肉无论能否开始正常地发挥功能，都将变得紧张或僵硬。

　　被脑卒中影响的肌肉功能的恢复包括至少3个阶段：各种动作的恢复、完成有效的动作和对丧失或不完美动作所致结果的补救。幸运的是，肌肉的功能是可恢复的，因为大脑能用一些新的联结替代损伤的部分。此外，未被脑卒中影响的肌肉也能慢慢学会做新的事情替代损伤的肌肉。

　　恢复过程需要进行康复训练，有时还需重新学做原先熟悉的事情，如行走、吃饭、讲话、洗澡和其他的日常生活活动。康复能通过物理、职业和言语治疗专家的帮助来实现。但关键还在于患者自己积极地、持续地、规律地实施康复计划，否则一点作用也没有。唯有患者自己努力才能使康复计划起作用。

在肌肉康复中存在着另一个重要的问题要记住。肌肉不用会出现失用性萎缩，将使它们失去原有的大小和力量。在萎缩过程中，肌肉经常会形成瘢痕组织和失去弹性。萎缩和结瘢唯有通过肌肉地不断使用才能预防。因此，肌肉力量和活性的保护必须通过康复计划同时进行，两者都取决于患者的行动。

辅助器材对功能丧失的患者有帮助。现代技术创造了很多类型的装置，从简单器材，如背带和手杖到复杂的装置（神经刺激器）。关于这类装置的信息可从康复专业人员和一些民政机构处获得。

（3）恢复正常的思维过程。脑卒中有时会影响一个人的正常思维能力。通常只有当脑卒中影响了患者的讲话能力时，才让人感觉到患者思维能力的丧失是真实存在的。但有些时候，思维过程本身也会受到损害。思维和讲话能力恢复正常通常要数周和数月的时间。

脑卒中后的讲话困难称为失语症，可能是因为理解能力的丧失或因控制讲话的肌肉的失能，或两者同时作用所引起的。无论什么原因，脑卒中后的片刻，许多人会完全不能讲话，进而出现不正常言语，然后症状逐渐改善，直至恢复正常或近似正常讲话。

脑卒中后思考问题或做动作可能要花费更长的时间。这是因为脑卒中患者思维速度减低的结果。认识到这一点，我们就能对患者予以充分的理解，并帮助他们克服沮丧的心情。帮助患者认识到减慢的思维同样可能是完好的智力，可以通过事先计划好要去参加的活动和会谈来补偿因反应速度减慢可能带来的影响，这是非常重要的。同样，正如脑卒中患者重新学习如何行走、吃饭之类的身体活动一样，在一定程度上，他们也能再学习思考和讲话。在所有心理恢复的范围内，咨询职业的治疗师起着非常重要的作用。

（4）消除异常的感觉。异常感觉是一种令人十分烦恼的后果，如患者出现麻木的表现，身体受影响部位的疼痛或身体某部位正常感觉的丧失。一般这类异常感觉在短时间内都会消失或显著消退，但是有时会持续很长一段时间。

（5）避免或治疗情绪低落。脑卒中后，一些患者的心理状态会发生改变，他们变得对所出现的事情较敏感，情绪比较容易波动。例如，他们可能突然笑或哭，或者变得愤怒或内向。事实上，情绪波动是脑组织损伤的表现，患者通常无法自我控制。脑卒中患者的家人和照料者认识到这一点，并努力寻找办法来补偿或将情绪的突发对患者和别人的影响降至最低，这是非常重要的。情感的脆弱也可能是患者沮丧、愤怒和抑郁等不良症状导致的结果，这些不良症状在脑卒中患者中是很常见的。

突然丧失独立生活的能力对患者是毁灭性的打击。无助、愤怒、沮丧和心灰意冷是患者常有的表现。这些表现的共同作用将导致严重的抑郁症。这种抑郁不属于精神疾病类型的抑郁症，它是由脑卒中所致症状的直接后果，被称为症状性抑郁。抑郁会降低一个人的主动性，降低患者努力克服失能和参与日常活动的积极性。因此，一个好的康复计划的主要障碍就在于如何说服患者积极地参与。

避免和治疗脑卒中患者的抑郁是一个康复计划能否取得效果的关键。有多种成功的办法和途径可帮助我们达到目的。首要的办法是您和您的家人要认识到功能的丧失完全有可能实现显著的改善。也有许多方法可用来弥补持续的残障给您造成的不便。而且，不论脑卒中的后果如何，您都能从努力康复中得到回报——得到有高质量的、愉快的生活。如果努力进行康复，您一定能过上有价值和愉快的生活。学会让身体有了残疾后的生活也丰富和充实。本书所讲的自我管理的原则和实践便是明确地针对这些目标的，有效的自我管理是抑郁的最好的"解毒剂"之一。

也可通过向专业人员咨询和服用抗抑郁药物来处理。这类药物肯定对您有帮助，但像任何药物一样，它们同时也可能有不良反应。因此，必须在医生的指导下用药。小剂量使用可帮助患者执行完全和有效的康复计划。

对于以上脑卒中所致的每一类问题，许多得过脑卒中的人、脑卒中患者的家属、医生或其他的卫生专业人员都有很多办法可帮助您。

在功能恢复的各个方面，康复服务机构、患者小组或俱乐部及患者的照料者（家属）等的作用非常重要。康复服务机构知道如何指导患者进行康复。患者小组有利于脑卒中患者和照料者分享各自的经验，分享其成功和相互支持。

4.5 慢性肺部疾病的自我管理

如果您患有慢性肺部疾病，那么您对气短、胸闷、气喘、不停地咳嗽和黏痰等症状肯定很熟悉。慢性肺部疾病有很多种，最常见的是哮喘、慢性支气管炎和肺气肿。每一种疾病都会导致进出肺部的空气受阻（图10）。慢性支气管炎和肺气肿通常被称为慢性阻塞性肺病。尽管我们分别讨论哮喘、慢性支气管炎和肺气肿，但实际上，许多肺病患者同时患有这几种疾病，因此治疗和自我管理的方法经常是一致的。

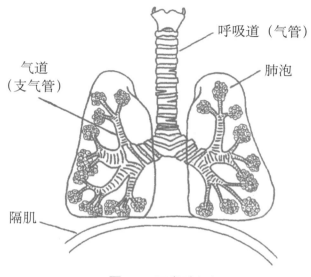

图10　正常肺组织

4.5.1　什么是哮喘

　　人们对哮喘的认识是在不断改变的。目前对哮喘发病机制的认识，已经从支气管平滑肌收缩转变为气道高反应性和气道慢性炎症，哮喘治疗的重点也已从扩张支气管改为抗炎症治疗。当然，哮喘患者的气道都是高敏感的，当暴露于刺激源（如烟雾、花粉、灰尘和冷空气）时，气道就收缩变窄（图11）。因为气道变窄，空气的进出就会受阻，导致哮喘急性发作，出现气短、气喘、呼吸困难和胸闷等症状。因此，通常情况下，有效的治疗应包括避免接触环境中的刺激物（如不吸烟或远离吸烟烟雾）、使用支气管松弛剂和使用抗炎药物（如可的松）来减轻气道黏膜水肿、炎症和气道的过敏反应。为了预防哮喘急性发作，即使在患者没有症状时，也要使用环境控制策略和抗炎药物。对于哮喘患者，不要吸烟和避免被动吸烟是非常重要的。

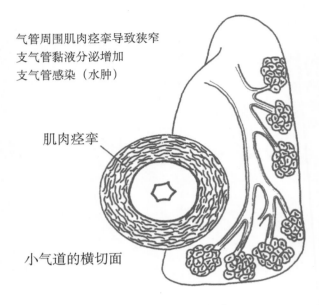

气管周围肌肉痉挛导致狭窄
支气管黏液分泌增加
支气管感染（水肿）

肌肉痉挛

小气道的横切面

图11　支气管哮喘

哮喘患者之间的症状差异往往很大。症状可以是不太剧烈的气喘，也可能是严重的呼吸困难（哮喘症状在夜间更严重）。发作可以是不严重的和不频繁的。但急性发作却是严重的，有生命危险的。对于大多数患者来说，哮喘是可以有效控制的。但是需要您积极、主动地配合治疗。您平时完全可以做到避免接触使症状恶化的刺激源、监测肺功能和采取行动防止哮喘的急性发作。您可以和医生共同制订一个计划来了解和有效地控制症状。您也要学习如何有效地呼吸和适当地运动。虽然这些并不能完全治愈疾病，但至少能缓解症状和提高生命质量。通过积极、主动地自我管理，您就能够全面地参与工作和娱乐活动、夜间睡眠时没有咳嗽和气喘，也不会因哮喘急性发作而去看医生和住院。

4.5.2　什么是慢性支气管炎

慢性支气管炎是指气道的慢性炎症和气道（支气管）黏膜增厚。炎症使气道口径变窄，并影响空气的进出；也能使气道内表面的腺体分泌过量的黏液，进一步堵塞管腔、阻碍呼吸（图12）。结果就出现咳嗽、咳痰和气短。慢性支气管炎的定义是指连续咳嗽2年且每年至少咳嗽3个月。一开始只有冬天才咳嗽、咳痰，但是很快就进展到遍及全年。在疾病的进展中，气短会变得越来越严重。

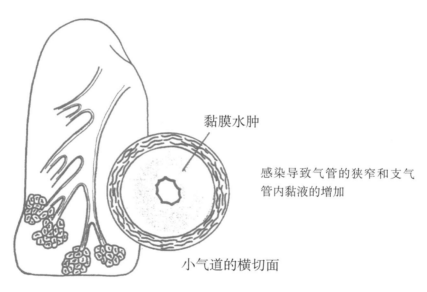

黏膜水肿

感染导致气管的狭窄和支气管内黏液的增加

小气道的横切面

图12　慢性支气管炎

慢性支气管炎主要是由吸烟引起的。空气污染物、灰尘和毒性烟雾也是引起支气管炎的原因。这些刺激源使气道持续地发炎和水肿。治疗的关键是戒烟和避免接触其他刺激源。如果能做到这一点，特别是在疾病的早期，通常可以防止病情的进一步恶化。如果您患有支气管炎，则应该每年接种流感疫苗或是接种一次肺炎链球菌疫苗。也应该避免接触患了感冒和流行性感冒的人。感冒或肺炎会加重支气管炎症状。如果病情恶化（如出现咳嗽加剧且伴有黄色黏痰、气短加重和（或）发热，医生就应给您加用祛痰药和抗生素。

4.5.3 什么是肺气肿

肺气肿患者气道末端的肺泡被破坏，肺泡失去自然的弹性，变得过度扩张，有的肺泡破裂后形成一个大泡（图13）。被破坏的肺泡失去了把新鲜的氧气吸入到血液和排出二氧化碳的能力。细支气管也变窄并失去弹性，而后失去功能。气体残留在肺泡中，新鲜的空气难以进入。

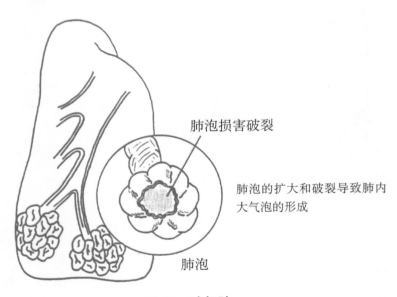

肺泡损害破裂

肺泡的扩大和破裂导致肺内大气泡的形成

肺泡

图13　肺气肿

因为我们大多数人的肺有很强的代偿能力，所以在症状出现前，肯定大量的肺组织已被破坏。然而，当肺功能被损害到一定程度，患者在工作和身体活动时便开始出现能够察觉到的气短和呼吸困难。在疾病的进展中，气短会变得越来越严重，最终安静时也会出现。

吸烟是引起肺气肿的主要原因。香烟烟雾是最常见和最危险的致病源，汽车、自动车尾气及燃煤的烟雾也是有害的。还有一种罕见的遗传性肺气肿，是由于保护肺组织的酶缺乏引起的。如果您继续吸烟，肺气肿的病情将进一步恶化。预防和治疗肺气肿的关键是避免接触一切烟雾，越早戒烟越好。在疾病的任何阶段进行戒烟对您都有好处，都会帮助您保持一定的肺功能。为使生活富有活力，肺气肿患者要学习自我管理的方法，如适宜的呼吸技巧和有效率的运动。

哮喘、支气管炎和肺气肿常常是互相交叉的，您可能患其中的一种或更多种疾病。尽管由于某些特定的症状会使您的治疗有所不同，但自我管理的原则和方法都是相似的（表12）。

表12 慢性肺部疾病一览

项 目	哮 喘	慢性支气管炎	肺气肿
特征			
对刺激源敏感	常见	有时	无
气道痉挛	常见	有时	有时
气道炎症（水肿）	常见	常见	罕见
黏液分泌过多	有时	常见	有时
肺泡损害	无	无	常见
症状			
咳嗽	常见	常见	有时
气短	有时	有时	常见
气喘	常见	有时	有时
咳痰	有时	常见	有时

项　　目	哮喘	慢性支气管炎	肺气肿
预后	症状经过治疗可以控制	早期疾病是可逆的，能进展为更严重的疾病	损害是永久性的，但进展是缓慢的
预防			
避免接触刺激源	重要，尤其是戒烟	重要，尤其是戒烟	重要，尤其是戒烟
免疫接种	流感疫苗（每年）	流感疫苗（每年）	流感疫苗（每年）
	肺炎疫苗（1次）	肺炎疫苗（1次）	肺炎疫苗（1次）
治疗			
支气管松弛剂			
类肾上腺素	常用	有时	有时
茶碱	有时	有时	有时
消炎药物			
类固醇	常用	有时	有时
祛痰药/化痰药	罕用	有时	有时
抗生素	罕用	常用	有时
吸氧	罕用	有时	常用
呼吸锻炼	有时	经常	经常

4.5.4　慢性肺部疾病的自我管理

　　管理慢性肺部疾病的最好方法是避免接触会加重疾病的事物。有几类刺激物会引发哮喘的发作，并会使其他慢性肺部疾病的症状加重。所幸的是，您可以学习如何消除或避免接触许多刺激物。

　　（1）避免烟雾刺激。不论是您自己吸烟还是周围的人吸烟，吸烟都会对您的肺产生刺激和损害。热的烟雾使气道干燥、发炎和狭窄。这种有毒的气体会麻痹气管纤毛（即您气道里如头发一样细小的"清扫器"，它可帮助清除烟尘和黏液）。香烟中的一氧化碳会夺走您血液中的氧气，使您感到疲倦和气短。吸烟的刺激使得感染更容易发生，并不可逆地损害深部的肺泡。吸烟是慢性支气管炎和肺气肿的主要原因，也是哮喘的触发剂。所幸的是，其中大部分有害的影响是可以通过戒烟、避免被动吸烟来消除的。如果患有肺部疾病，您首先要戒烟。

（2）避免呼吸道的刺激。空气中的烟尘，无论是来自汽车尾气、工业废气，还是家庭燃煤产生的废气，都会刺激敏感的气道。特别是在多雾的日子里，您可以从收音机和电视机收听空气污染的预报，并尽可能待在室内。

对某些患者来说，非常寒冷的空气会刺激气道。如果您无法避免暴露在寒冷的空气里，则可以尝试使用口罩（可在药店买到）或围巾。另外，肺部疾病患者冬天不要太早出去锻炼。

（3）避免接触过敏原。所谓过敏原是指能引发某种过敏反应的任何东西。如果您有哮喘，室外和室内的过敏原都会引发它的发作。完全避免过敏原几乎无法做到。但是，一些合理的措施可以明显地减少您接触过敏原的机会。当空气中花粉和真菌孢子数量很高时，应尽量减少外出并关好门窗，最好待在室内的空调环境里。

室内的主要触发剂，包括屋子里的尘螨、动物的毛发（毛发皮屑）和真菌。如果对宠物皮毛等过敏，您最好不养宠物或至少不将宠物狗和猫放在屋子里，特别不要放在卧室里。屋子里的尘螨通常生活在床垫、枕头、地毯、带套的家具和衣服里。如果您是一个容易过敏的人，您至少应该用密封的套子包裹床垫和枕头，每周用热水清洗床上用品1次，然后进行烘干或在太阳下暴晒。卧室里不要放地毯。如果可能的话，不要用扫把和真空吸尘器，因为那样会使过敏原飞扬在空气中，尽量用湿的拖把拖地，但也要注意降低湿度。一般可以通过定时或经常清洗来降低环境中宠物、螨或灰尘等过敏原的危害程度。

家庭废气，如烹调产生的油烟、室内除臭剂、新涂的油漆和某些清洁用品也可以促使敏感者的哮喘发作。室内空气清洁剂可以帮助一部分人减少空气中的过敏源。对于哮喘患者，过敏测试可以帮助确定特定的过敏触发剂，"脱敏"（免疫疗法）可以使患者对某些过敏原不再敏感。

另外还有以下能引起慢性肺病发作和加重的因素。

1）药品：某些药物可以导致某些患者出现哮喘、气短和咳嗽。常见的药物包括消炎药（如阿司匹林），以及用来治疗高血压和心脏病的 β 受体阻滞剂（如普萘洛尔）。

2）感染：感冒、流行性感冒及气道和肺部感染都可以使慢性肺部疾病患者的呼吸更加困难。虽然不能预防所有的感染，但您完全可以降低受感染的危险性，如每年初秋去接受流感免疫接种及接种1次肺炎链球菌的疫苗。尽量避免与感冒的人接触。为了切断病毒的传播，要经常洗手、不要用手擦鼻子和眼睛。而且感染后，您要与医生商讨怎样调整用药。早期治疗通常可以避免严重的疾病和住院。

3）锻炼：锻炼对慢性肺部疾病患者来说有些困难，但对他们有益处。一方面，体育活动可以增强心、肺的功能。另一方面，剧烈的体育锻炼会诱发慢性肺部疾病患者的哮喘，导致气短不适。您可以选择适合的锻炼项目，还可在锻炼前调整用药来预防锻炼诱发的哮喘，如使用速效 β_2 受体激动剂或色甘酸钠。如果您不能舒适地进行锻炼，请与医生商讨该怎么办。

4）情绪紧张：情绪紧张不会导致慢性肺部疾病，但是它可使气道收缩，从而使症状加重、呼吸变得急促。这本书中的许多呼吸和放松练习可以帮助您防止出现症状的加重。总的来说，学习怎样管理您的疾病可使您感到更能控制自己的情绪，减少紧张。

过敏原的作用可以相加。例如，单单您的猫也许不会引发您哮喘的急性发作，但如果您同时又感冒了或接触了化学清洗剂，也许就会出现急性发作。

（4）学会更有效地呼吸：

1）呼吸练习：毫无疑问，呼吸是肺部疾病患者最为关心的。恰当有效的呼吸是一种能够和必须学习的技巧，这对肺部疾病患者尤为重要。学习一些较好的呼吸方式，可增强您呼吸系统的功能。本书上册介绍了两个非常重要的呼吸练习，即缩唇呼吸和腹式呼吸。它们既能帮助您增强呼吸肌（特别是膈肌），又能帮助排掉肺里不新鲜的、残留的气体。

2）姿势：如果没精打采或懒散地蜷缩着，您吸气和呼气会非常困难。一些特定的身体姿势将使您更容易完全呼出和吸入气体。例如，您坐着时，试着挺直背、身体前倾，然后放松您的前臂并将它搁在大腿上，或放松您的头、肩膀和手臂。这种姿势可使呼吸更容易一些。晚间也可试用多个姿势来使呼吸更容易些。

3）清洁您的肺：有时过多的黏液阻塞气道会使呼吸困难。医生也许会向您推荐一种特殊的姿势——体位引流。您的身体左侧卧位躺在一个斜面上，脚高过头，也许能帮助黏液从肺的某一部位更有效地排出。可以向医生、护士请教，什么样的姿势对您有帮助。而且记住每天至少喝6杯水（除非您有踝部水肿），它可以帮助液化和松动气管内的黏液。

4）控制咳嗽：咳嗽有时也有好处，可产生一股强大的气流，有效地将黏液从气道清除出去。另一方面，一个微弱的干咳、在喉咙里搔痒方式地咳嗽会让人精疲力竭、发怒和有挫折感。您可以学习如何从肺的深部咳嗽，将气流变成咳嗽来清除黏液：一开始先坐在椅子上或床边沿，脚用力着地，用前臂抓住一个枕头，紧紧抵住腹部；用鼻子进行几次慢而深的腹式呼吸，当您用缩唇呼吸完全呼出时，微微向前倾，将枕头压在胃部，在第4或第5次呼吸时，慢慢前倾同时产生2～3个剧烈地咳嗽。在咳嗽时不要做任何快速呼吸，整个过程重复几次就能清除黏液。

5）锻炼：在患有慢性肺部疾病情况下，最简单、最有效地提高您的生活能力的方式是体育锻炼。体育活动能强健肌肉、改善情绪和增强心肺的效率。虽然锻炼不能扭转肺部的损害，但是它可以尽可能地改善肺部的功能。

哮喘、慢性支气管炎和肺气肿都是不能治愈的，但是您可以在医生的帮助下努力减轻症状，提高生活质量。

4.6 关节炎的自我管理

4.6.1 什么是关节炎

按字面解释，关节炎仅指骨关节炎。广义的关节炎用于表示关节任何类型的损伤，包括100多种类似或完全不同性质的病患。所牵涉的范围可以是身体里的任何骨关节或其附近筋膜及纤维组织出现的毛病。其中有的是身体局部或整体性发炎现象，但也有些不是由发炎引起的。不过它们都有相同之处，就是可以产生以下的病症：①患区疼痛，可以是轻微地痛，也可以是剧痛。②骨关节和四周肌肉僵硬。③关节功能受损。④严重病例，可能使关节变形。

关节炎最常见的类型是骨关节炎。这种关节炎是在我们年龄较大时普遍都有的一类，它使我们手指产生结节、膝关节肿胀或背部疼痛。骨关节炎不是由炎症引起的，虽然有时它也可引起关节的炎症。骨关节炎的病因不完全清楚，但可能涉及关节退化或骨的软骨末段的磨损。因为退化，骨表面变得粗糙使得相互间活动的摩擦力增大，而且骨末段会长刺（称为骨刺）。骨刺可出现在手指节和脚后跟处，因为其表面粗糙，关节囊内侧受刺激，会产生超过正常数量的关节液。过多的关节液便引起关节的肿胀。

有许多类型的关节炎是由炎症引起的。最常见的是由风湿病所引起，如类风湿性关节炎和代谢性疾病，如痛风。患这些疾病后，关节囊会出现炎症和肿大，也会分泌过多的液体，关节变得肿胀、发热、发红和脆弱。如果持续一段时间，炎性关节炎也可导致软骨和骨的破坏。这样的破坏最终会导致关节功能的受损。

4.6.2 关节炎患者的预后如何

如果不治疗，关节炎疾病对不同的患者将有不同的结果。一些患者可能平稳地进展到关节变形和残疾。其他患者的病情可能时好时坏，延续许多年，有的可能慢慢地恶化，但也有少数幸运者，疾病将自然消失。随着现代治疗手段的进步，大多数患者属于后两类，发展成为严重残疾的患者比以前要少得多了。

但是，由于患者可以越来越长时间内没有残疾，他们伴随关节炎所致不同症状和问题的生活时间也更长，即他们过着一种由于关节炎及治疗关节炎导致某些方面发生了改变的生活。

除少数幸运者关节炎自身将部分或完全消退，任何类型的慢性关节炎都不可能真正治愈。医学治疗通常只起到控制症状和炎症的作用，而且这种治疗必须无限期地延续才有效果。恰当的自我管理能显著地帮助患者预防和改善功能的残疾。因此，每个关节炎患者的预后或未来，都无法准确预测。它部分取决于医学治疗和日常的自我管理。也可以说：关节炎患者的未来，部分掌握在医务人员的手中，部分掌握在患者自己手中。

4.6.3　慢性关节炎患者的自我管理

除了服用药物或外科手术外，对付慢性关节炎还有许多很好的办法。与其他任何疾病一样，对关节炎的恰当管理也要遵照本书上册两章的总体原则，制订一个完整的关节炎管理计划。

关节炎管理的目标不只是避免疼痛和减轻炎症，而是要尽量维持和让受累的关节发挥尽可能好的功能，包括维持关节的完全活动和保持关节周围的肌肉、韧带和结缔组织的最大力量。达到此目标的关键是锻炼，它也是任何自我管理计划的关键部分。锻炼必须是规律、持续和尽可能地消耗体力。尽管锻炼或许增加疼痛，但并不会造成关节炎的恶化。事实上缺少运动反而会造成关节炎的恶化。

（1）热疗。热疗是关节炎管理中很有帮助的一项内容。它能减轻关节的僵直和使其活动方便。许多人发现锻炼前加热关节可使关节更利于锻炼和更有活力。热疗加休息可使关节非常舒服。有时，人们发现用冰冷敷关节是也很舒服，但冷敷不能增加关节的活动能力。

（2）疲劳的控制。疲劳的控制是重要的，在各种活动的过程中，控制疲劳的关键是注意休息及夜晚充足的睡觉。当疼痛干扰到睡眠时，使用弱效的镇静剂可能有助于您的睡眠。有条件的患者也可使用特殊类型的床（泡沫床、水床）。

（3）使用辅助装置。有时当关节功能持续受限时，使用一些辅助装置可能有一定帮助。有多种类型的装置可供利用，您可向医生或康复服务机构询问具体情况。

（4）饮食控制。改变饮食对于大多数类型的关节炎，特别是骨关节炎和风湿性关节炎的价值作用不是很大。但是，饮食对于痛风却是非常重要的。您若喝酒或吃了一些肉便能引起痛风的发作。痛风患者的饮食必须和医生讨论，接受医生的指导。也有一些罕见的病例，他们的关节炎发作是由食物过敏引起的。有些研究证明：食用深水鱼油对风湿性关节炎患者有一定的帮助，但作用有限。另外，您若超重则会给关节带来额外的负担。所以您必须通过饮食控制、锻炼来控制体重。饮食在关节炎管理中意义不大，大多数慢性关节炎患者只要做到饮食平衡并维持正常的体重即可。

（5）情绪低落的管理。在和关节炎的长期斗争中，患者有时会变得情绪低落，这并不奇怪。但重要的是您要能及时发现自己情绪低落并向卫生专业人员寻求建议和帮助。有许多办法可用来同情绪低落做斗争；重要的是您要知道它的出现和积极采取方法控制它。

大多数慢性关节炎患者都能够过上有用的、令人满足的和自主的生活。达到此目的的最重要一步是积极参与关节炎的自我管理。这里所指的管理内容主要指的是个人负起责任，或个人积极参与就能很好完成的项目。

4.7 慢性胃病的自我管理

　　胃属于消化系统的一部分。它是一个袋形中空的器官，在上腹的中间和左部。食物在口腔内经咀嚼后，由食道抵达胃部，在胃内停留2～5小时，与胃液混合开始被胃液消化，然后进入小肠的第一部分（十二指肠）。胃含有盐酸和消化酶（胃蛋白酶）。胃酸（即盐酸）具有强烈的杀菌作用，消化酶则起到消化蛋白质的作用。胃肠道的活动是有规律、有顺序的，包括蠕动、分泌等。规律的饮食有利于主管消化道蠕动和分泌的自主神经系统有规律地活动，而当胃肠受到损害或饮食不规律时，如饮食不能定时、定量，饥一顿、饱一顿等，便会引起消化道的运动和分泌失调，导致产生相应的胃肠疾病。胃肠疾病会给患者及其家人的生活和工作带来不少烦恼和担心，严重影响患者的生命质量。许多患者都非常希望知道一些有效的自我管理的办法。本部分主要介绍慢性胃炎和消化性溃疡这两类常见胃病的自我管理技巧。

4.7.1 慢性胃炎的病因有哪些

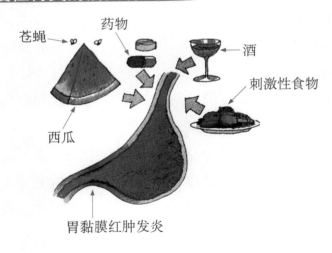

苍蝇　　药物　　酒

刺激性食物

西瓜

胃黏膜红肿发炎

慢性胃炎包括慢性浅表性和慢性萎缩性胃炎。近年来由于我国居民的饮食结构、生活习惯的变化及工作紧张等因素，慢性胃炎的发病有增加趋势。慢性胃炎一般都是急性胃炎未得到彻底治疗，反复发作、迁延不愈所致。主要的病因有以下3个主面。

（1）刺激性食物及饮料。例如，过度饮酒、黑咖啡或浓茶，喜食辣椒或咖喱等。

（2）药物的不良反应。比较容易引起胃炎的药物包括止痛剂、抗风湿药物。其他药物也可能引起个别患者出现胃炎。

（3）细菌或病毒感染。如夏天西瓜被苍蝇叮过之后会有细菌或病毒的污染，若被人吃下去，便可能引起胃炎。另外，吃了馊饭或腐败变质的食物也有可能引起胃炎。再有，若口、鼻、咽喉部有慢性感染，则细菌或病毒经常会被吞入胃内引起胃炎。

以上各种因素直接刺激胃黏膜，引起胃炎。

4.7.2 消化性溃疡的病因有哪些

消化性溃疡主要指发生在胃和十二指肠的慢性溃疡，即胃溃疡和十二指肠溃疡，因溃疡的形成与胃酸和胃蛋白酶的消化作用有关而得名。

消化性溃疡是人类的常见病、多发病，全球估计约有10%的人一生中曾患过此病。消化性溃疡的产生有两方面的原因。一方面是由于胃和十二指肠黏膜的自我保

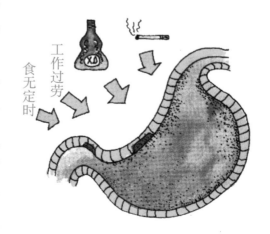

护能力被破坏，如烟酒过多，食无定时，经常进食粗糙、刺激性食物，生活紧张、工作过劳和服用阿司匹林、泼尼松等，以及反流的十二指肠液，都可以损害胃黏膜屏障而使胃和十二指肠的自我保护能力下降。此时，具有消化蛋白质作用的胃酸和胃蛋白酶就很容易穿透胃黏膜屏障，消化侵蚀自身的胃或十二指肠黏膜，形成溃疡。另一方面是由于各种原因引起胃酸和胃蛋白酶分泌增加，此种情况下，即使胃和十二指肠黏膜的自我保护能力正常，也应付不了过量的胃酸、胃蛋白酶的侵蚀，易形成溃疡，如遗传因素、胃泌素瘤，或过度的精神紧张和不良情绪，都可直接引起迷走神经兴奋，增加胃液分泌，使胃酸和胃蛋白酶分泌增加。

幽门螺杆菌感染是导致消化性溃疡发生和反复发作的又一个重要因素。幽门螺杆菌常常寄生于胃黏膜，它通过引起胃黏膜自我保护的屏障作用下降和刺激胃酸分泌增加这两种机制引发消化性溃疡。

4.7.3　慢性胃病的自我管理

除了接受正规的治疗之外，慢性胃病能否得到有效控制，更主要是取决于患者的日常管理。特别是行为生活方式的调整。以下介绍一些主要的自我管理的内容和方法。

（1）消除可能的病因。如果您的胃病是由于一些具体的因素所致，则首先要去除这些致病因素。包括彻底治愈急性胃炎，治愈口、鼻、咽喉部的慢性感染，如齿龈炎、牙周炎、扁桃体炎、鼻炎、咽炎等。尽量减少细菌和病毒被吞入胃内刺激胃黏膜，促使胃病的反复发作。

（2）戒烟忌酒。吸烟危害健康是众所周知的。吸烟可影响呼吸系统、心血管系统，同样也对胃肠道有损害。

烟中的尼古丁能作用于迷走神经系统，使胃肠的功能活动紊乱，使胃与小肠的接口处，即幽门括约肌松弛、胆囊收缩，其结果是碱性的胆汁、肠液容易反流入胃，刺激、损伤胃黏膜，从而产生慢性胃炎和消化性溃疡。

显而易见的，戒烟是保证身体健康、预防和恢复胃肠道疾病的最有效措施之一。希望吸烟的胃病患者们能够下决心彻底戒烟。有这样一个典型的事例：一位大量吸烟达20多年的患者，慢性胃炎也伴随了他20多个春秋。他经常胃胀痛、不想吃饭、消瘦，久治不愈。一次因感冒和咳嗽而住院，因为医院的禁烟制度和难忍的咽痛、咳嗽，他整个周未吸1支烟。住院期间，他的食量逐渐增加，胃痛等症状也渐渐好转。他突然醒悟到，吸烟是他慢性胃炎的根本致病因素，从此他戒了烟，慢性胃炎也很快痊愈了。

我国有着悠久的酒文化历史。酒最初是用来补充营养和治疗疾病的。而如今，酒类以其甘甜爽口的口感、芬芳清馨的醇香及饮后欣快、飘飘然的感觉，被人们喜爱，成为供人享受的一种饮品。

酒类与人的健康关系密切。健康人适当饮酒，对身体有益。但有胃肠道疾病的患者，不宜饮酒。因为长期或过量饮酒，酒精可破坏胃黏膜的保护层，刺激胃酸分泌、胃蛋白酶增加，引起胃黏膜充血、水肿和糜烂，引起急、慢性胃炎和消化性溃疡。大量饮酒的患者在胃镜下可以看见他们的胃黏膜高度充血发红、水肿、糜烂和出血等。患有慢性胃炎、消化性溃疡病的患者，由于他们的胃黏膜本身的自我保护、防御功能就差，即使饮用少量的或低度的酒，也足以破坏其胃黏膜，加重病情。因此，慢性胃病患者需要忌酒。

一些人认为啤酒能健胃。他们认为啤酒富有营养，酒精含量也低，是一种理想的"营养饮品"。但是，这是一种错误的观点！啤酒的度数再低，总也含有一定量的酒精，饮啤酒的量一般都多于烈性酒数倍至数十倍。从这个角度看，所摄入的酒精量并不比饮烈性酒的少，再加上啤酒的大量饮入冲淡了胃酸，影响了正常的消化和吸收，所以饮啤酒对于慢性胃病患者来说，也是不合适的。饮啤酒对慢性胃病的不良影响，是不亚于饮烈性酒的。还有，啤酒中含有某种特殊成分，它能减少或阻止胃黏膜合成前列腺素E（前列腺素E有保护胃黏膜的作用），使胃酸损害胃黏膜。因此，经常大量饮用啤酒，就有可能诱发慢性胃炎。特别是我们慢性胃炎患者，饮啤酒会加重胃黏膜的损害。

还有一点要注意：啤酒和白酒不能同饮。啤酒含有二氧化碳和大量水分，与白酒混喝后，会加速酒精在全身的渗透作用，对肝脏、胃肠和等器官产生强烈的刺激和严重的危害，影响消化酶的产生，使胃酸分泌减少，导致胃痉挛、急性胃肠炎、十二指肠炎等。因此，啤酒与白酒不宜同时饮用。啤酒也忌与汽水混合饮用。汽水中含有一定量的二氧化碳，而啤酒中原本就含有少量的二氧化碳，对入汽水后，过量的二氧化碳会更加促进胃肠黏膜对酒精的吸收。因此，啤酒不能与汽水混合饮用。

由上可知，慢性胃病患者不宜饮酒，无论是白酒还是啤酒、烈性酒还是低度酒。因饮酒而导致的胃病，戒酒是最好的治疗方法。健康人也不宜长期、过量地饮酒，以免诱使胃病发生。

（3）合理饮食及养成良好的饮食习惯。胃是我们摄取、消化食物的重要器官。规律的进食，清洁、新鲜质软的食物有助于维持胃的正常功能。但是，胃病的产生往往是因为饮食不当、饮食习惯不健康所致。人们常说的"病从口入"，在胃病的发生上是最好的体现。因此，得了慢性胃病之后，我们的日常饮食更要当心。以下几点建议供大家参考。

1）饮食规律。平时我们都知道，那些生活不规律、不能按时进食的人，他们胃肠道疾病的发病率明显地高于其他人。如司机、采购、推销等工作繁忙的人员，胃病往往是他们的"职业病"。

正确的饮食规律，应该是一日三餐、饭吃八分饱、少吃零食、决不暴饮暴食。一般的食物在胃中约4小时即被全部排入肠中，因此除晚餐至次日早餐外，每餐进食时间相隔在4～7小时为宜。间隔时间过短，胃中食物未消化尽而又进食，胃得不到休息，会影响胃的功能，久而久之容易得慢性胃炎和消化不良，而进食时间相隔过久，胃早已排空，过多的胃酸侵蚀胃和十二指肠黏膜，易发生消化性溃疡。

因此，处在活动期、发作期的慢性胃病患者，饮食的频次、量和质等，就不能同正常人一样，必须严格按医生的指导进行，不能自行其是。

2）改掉偏食的习惯。某些营养物质的摄入不足，可引起一些胃肠道疾病。而不良的偏食习惯，是引起某些营养物质摄入不足的主要原因之一。目前根据我国社区居民饮食方面的通病，我们建议重点要做到：饮食不要过于精细，多吃粗粮、蔬菜。

精米、细面虽然比较爽口好吃，但这些食物在加工时，其中的纤维素和B族维生素损失了很多，常吃这样的食物，会引起纤维素和B族维生素的缺乏。B族维生素，尤其是维生素B_1和B_6，可促进胃肠蠕动，促使食物排空、增进食欲。如摄入不足，易产生慢性胃炎等病症。食物中的纤维素可刺激肠液分泌、肠道蠕动，使大便柔软、湿润，易从肠道中顺利排出。饮食中缺乏纤维素时，可引起腹胀、便秘，还容易得阑尾炎和结肠癌。因此，大家的日常饮食需要富含纤维素和B族维生素的食品。糙米、全面粉、谷类杂粮（如荞麦、燕麦、麦麸等），以及黄豆、粗纤维蔬菜等应常吃、多吃。

3）保持优雅、洁净安静的饮食环境，进餐时注意力集中。良好的环境和氛围能令人心情愉快，愉快的情绪又能促进食欲的增强。大家可能有这样的体会，伴随着美妙舒展的音乐进食，会感到心情愉快，同时胃口大开。相反，处在恶劣环境中的人，心情自然不会好，在这种情况下，食欲会受到很大的抑制，不利于胃病患者的健康。由此可见，安排、布置一个良好的进食环境，可使我们能在进食这段时间内心情愉快，从而增进食欲，预防胃肠疾病。在家吃饭时，要把饭厅布置得整洁、素雅、温馨；在外面吃饭，尽量选择安静、卫生的餐厅；进食时，要忘记当天的烦恼事，不谈工作、不谈可能使人懊恼、气愤的话题，更不能在餐桌上论理、争辩。进食时，多谈一些与自己无关的、令人愉快的话题，能播放一些抒情的音乐更好，这样会使气氛活跃、心情愉快、食量增加。

同理，在进食时注意力过分分散，边进食边阅读书报、打电话、看电视，或思考问题，不但会导致胃肠血液供给不足，易引起胃肠道疾病，而且还会伴随一些相应的负性情感，使人心情不愉快，自然会影响食欲和消化。另外，在进食的时候，有人打扰或有人催促、等候，也会使心情不快、急躁，从而影响食欲。在日常的饮食生活中，大家应尽量避免以上的情况。

首先，进食需要细嚼慢咽，让食物在口腔中被充分地咀嚼。一方面，咀嚼使食物与唾液充分混合，变成细碎的食团，易通过食管送入胃腔，进入胃肠后，也容易被消化和吸收；另一方面，充分的咀嚼可反射性地刺激迷走神经中枢，使胃肠液分泌，促进胃肠道有序地蠕动，有利于食物的消化和吸收。若食物不经过充分细致地咀嚼，粗大的食团经食管进入胃腔，对食管和胃黏膜有机械性的刺激作用，并难以消化和吸收，加重慢性胃炎和消化性溃疡的病情。

其次，进食需均匀、缓慢，避免急促进食。急促进食一方面会使食物得不到充分地咀嚼，另一方面，会因此而吃得过多、过饱，从而易引起急性胃扩张、消化不良、急（慢）性胃炎等。

最后，少吃零食。经常吃零食，会打乱胃肠道正常的消化规律，使胃肠液分泌和胃肠蠕动功能紊乱。零食吃多了，暂时充了饥，正顿饭就不想吃，但很快又饿了，又靠零食充饥，这样形成恶性循环，不但影响食物的消化吸收，还会增加胃肠负担，不利慢性胃炎、消化性溃疡的康复。

4）养成分食制的进食方式，避免合吃。合吃的进食方式是不科学、不卫生的。大家合吃，每个人都用沾满自己唾液的筷子或勺子在同食的汤、菜中翻搅，若其中一个人有传染病，非常容易发生交叉感染。许多传染病，如肝炎、肠伤寒、痢疾等，都是这样传染的。还有一种叫幽门螺杆菌的细菌，常寄生于人的胃幽门部位，使人产生慢性胃炎或消化性溃疡。幽门螺杆菌就是通过口传染的，合吃就有可能使您感染到幽门螺杆菌。因此，我们应该打破传统的进食习惯，实行分食制，一人一份饭菜，分开吃，这样可以大大减少胃肠道疾病的发生。

5）慢性胃病患者应特别注意饮食。夏天尽量少喝些冰镇饮料、少吃冷饮。如果突然吃进大量的冷饮，胃肠道表面受到寒冷的刺激，使胃部产生痉挛性收缩、肠道蠕动亢进，从而导致胃痛、腹痛、恶心和腹泻。

避免吃饭的同时或饭后喝饮料。大量的饮料充满胃腔，会冲淡胃液，饮料中的二氧化碳还会中和胃酸。这两种因素可使胃液原有正常的消化功能大大下降，导致消化不良。

忌饮浓茶和浓咖啡。茶与咖啡中含有茶碱、咖啡因。对消化系统来说，茶碱、咖啡因能刺激胃的腺体，使胃酸和胃蛋白酶分泌增加。使慢性胃病，如胃炎、消化性溃疡等病情加重。

忌食辣椒等辛辣食物。在我国用辛辣食物做调味品，如花椒、胡椒、干姜等是非常普遍的。适量食用辛辣食物，可以增加胃黏膜的血流量，加快胃黏膜代谢。因此，健康人可适量进食辛辣食品。但是，过多的辣椒素会剧烈刺激胃肠黏膜，使其产生充血、水肿、甚至糜烂溃疡、蠕动加快、胃液分泌过多，从而引起胃疼、腹痛、腹泻并使肛门有烧灼刺疼感，进而诱发胃肠疾病。所以说，辛辣食品不能过多的食用，尤其是食管疾病、胃部疾病患者更需注意，避免辛辣食物的刺激。

患病期间少食或不食豆腐。豆腐鲜嫩可口、营养丰富，对于正常人来说，是一种很好的营养食品。但对于慢性胃肠病、尤其是脾胃虚寒的患者，则不太适合食用豆腐，它会引起胃肠道症状。所以，这些人在患病期间应该少食或不食豆腐。

多喝热牛奶。牛奶中的蛋白质加热后发生变化，这些变性蛋白质及奶中的磷脂类物质会紧紧地吸附在胃壁上，对胃黏膜起保护作用并刺激胃黏膜下壁细胞分泌，使已受伤的胃黏膜得到修复；同时奶中特有成分乳糖分解代谢所产生的乳酸及葡醛酸等还能增加胃功能所需酸度，抑制有害菌分解蛋白质产生毒素，使胃免遭毒素的侵蚀，而利于胃炎的恢复和治疗。所以，对于慢性胃炎患者来说，经常多喝点热牛奶大有益处。

（4）保持情绪稳定。精神因素与胃肠道有着十分密切的关系。

大家可能都有这样的体会：在愉快、高兴、心情舒畅的时候，往往感到食欲旺盛，胃口好、吃得香；而当工作不顺心、精神紧张、与人争吵，或出现关系重大的突发事件时，往往是茶不思、饭不香，没有食欲；如果长期处于精神紧张、情绪低落、忧愁、悲哀、焦虑、气愤等不良情绪中，再加上自身心理承受力又不强的话，非常容易导致自主神经系统功能紊乱，从而导致各种胃肠道疾病。在这种情况下，本身有胃肠疾病的患者还会诱发或加重自己的病情。

因此，慢性胃病患者必须保持心情舒畅，树立战胜疾病的信心，避免能引起不良情绪的环境刺激。这对于疾病的恢复是至关重要的。

（5）防止传染。在胃炎中，幽门螺杆菌感染占50%以上，并且可传染。口与口、口与粪便的接触是主要途径，患者的牙垢、唾液、呕吐物、粪便中均可查出幽门螺杆菌，故应提倡分食制，把好"进口"关。平时做到不喝生水，不吃不清洁的生菜，饭前便后要洗手，饮食后不忘漱口或刷牙。

（6）劳逸结合、注意冷暖。对于慢性胃肠道疾病患者来说，不管是脑力劳动过度的大脑疲倦，还是形体活动过多的身体疲乏，过度劳累都有可能加重其病情。

因此，应该劳而有度、劳逸结合、脑力劳动和体力劳动相结合。脑力劳动者，在稍觉大脑疲倦时，应该起来适当做些活动，如散步、做操等都对脑力的恢复和神经的调节很有好处；体力劳动不宜进行的时间过长，体育锻炼和其他活动也不宜过于剧烈。

人的胃肠有一部分紧贴腹壁，外界环境的变化很容易通过腹壁而影响到胃肠。若腹部受寒，可反射性地引起胃肠及其血管收缩，导致胃肠功能紊乱，易发生痉挛性腹痛、恶心、呕吐、腹泻等，可加重慢性胃病患者的病情。因此，在日常生活中，我们要趋暖而避寒，注意适当地保暖；在天气变冷时，及时增添衣服，尤其在秋、冬季和春季天气变化前后，消化性溃疡和慢性胃炎最容易复发或加重，在此时，这些患者更需注意保暖。

胃肠道的各种功能，抵御疾病的能力，其实也需要经过"锻炼"才能得到加强。先举1个例子，一个十二指肠溃疡病患者，患病后十几年，从来不敢喝凉开水、吃瓜果、冷饮等，稍一进食冷物，立刻感到胃不舒服或疼痛。在一个特殊的时期（他的爱人坐月子），他喝不到热开水，只好硬着头皮饮用凉水。一段时间过后，他的胃痛竟然没有发作，并且食欲旺盛、体重增加了。他觉得奇怪，这段时间未服药治疗，又每天喝凉水，为什么胃病反而好转了呢？道理其实很简单：胃肠道黏膜同体表皮肤一样，对寒冷的刺激是有一定适应能力的，这种能力随着寒冷地不断刺激而逐渐加强；相反，如果总是得不到寒冷刺激，这种能力自然会慢慢减退，表现为受不得一点点寒冷地刺激。现代医学也认为，轻度适当的寒冷刺激，可使胃肠蠕动加快、胃肠液分泌增加，有助于胃肠道功能的发挥。所以我们说，胃肠也需要经受锻炼。不但要经受寒冷刺激的锻炼，还要经受对富含植物纤维素的蔬菜和杂粮的锻炼，以及对腹部肌肉的锻炼等。

胃肠道适应性锻炼适合于处在稳定期、缓解期的慢性胃肠道疾病患者。要循序渐进，不可性急。例如，先从少量饮用温开水开始，开水温度逐渐下降，饮量逐渐增加，但一次不可超过250毫升；边服药治疗、边锻炼，效果更好，一旦出现胃肠不适，症状加重，暂停一段时间，待缓解后从头再来。但暴饮暴食、暴寒暴热、嗜酒贪杯、饮食不洁、嗜食异物等属于不卫生的饮食行为，不属于胃肠适应性锻炼的范畴，应当坚决杜绝。

（7）合理用药。许多药物可直接或间接地损伤胃黏膜，引起炎症和溃疡，不少人的胃病也是因用药不当而引起的，以下药物要慎用。

解热镇痛抗炎类药物：主要的有阿司匹林、对乙酰氨基酚、保泰松、吲哚美辛、布洛芬等，止痛片是上述几种药的混合物，这类药物在胃内可直接破坏胃黏膜屏障，损伤胃黏膜，产生急性胃炎或胃出血。慢性胃炎、消化性溃疡患者，其胃黏膜本身有病变，防御功能不足，服此类药物会加重病情。现在，很多治疗感冒的西药也都含有解热镇痛药物，服后也能引起胃黏膜损伤。

肾上腺糖皮质激素类：如泼尼松、地塞米松、可的松等，这类药物有促进胃酸和胃蛋白酶分泌的作用。胃炎、消化性溃疡病患者使用上述药物后，会诱发加重病情，严重者可出现胃出血和穿孔。另外，洋地黄、碘剂、四环素、氯化铵、奎宁、利舍平、组织胺等药物，均有不同程度地损伤胃黏膜的作用。

小剂量阿司匹林肠溶片。小剂量阿司匹林肠溶片虽然对胃肠道刺激作用不是十分明显，但是由于该药需要长期服用，一吃就是半年、1年、3年，对胃肠长期的轻微刺激，逐渐积累，从量变到质变，最后引起急性胃黏膜病变、糜烂出血性胃炎、消化性溃疡。因此，我们建议需长期服用小剂量阿司匹林肠溶片的患者，服药不宜过量、需饭后服、同时服用胃黏膜保护剂（如硫糖铝、麦滋林等）、定期复查胃镜。

一般来说，在胃病的急性期、活动期，禁用上述药物。但在胃病的稳定期、缓解期，如果必须使用以上药物的话，我们该怎么办呢？

首先，应在饭后服药，避免空腹服药，这样能减少药物与胃黏膜的直接接触，从而减少胃黏膜的损害。还可在服药前，先服用胃黏膜保护剂，如硫糖铝、丽珠得乐、胃得乐、复方氢氧化铝、复方铝酸铋、甲氰咪胍、得乐等，它能在胃黏膜上形成一层保护膜，使其不容易受到损害。

慢性胃肠疾病患者，大都有脾胃失调、脾胃虚弱的症状。在这种情况下，我们许多病友盲目地滥用保健补品。这会加重脾胃的负担，影响脾胃的消化、吸收功能。补品，尤其是滋肾养肝、补血之品，味厚而滋腻，最易影响胃的消化。因此，脾胃虚弱、脾胃失调者不宜使用补品。若您一定要进补的话，还需要以中医的理论为指导，辨证进补。

由于慢性胃病发展成胃癌的癌变率很高，特别是有胃癌家族史的患者更应注意，应定期进行胃镜检查，可及早发现并得到及时治疗。

总之，加强对慢性胃病的认识，提高信心，积极进行自我管理，慢性胃病的康复和少发是肯定能实现的。